影像诊断
让肿瘤无处遁形

上海市医学会
上海市医学会放射学专科分会　组编

上海市医学会
百年纪念科普丛书
1917—2017

AF365349

上海科学技术出版社

图书在版编目(CIP)数据

影像诊断·让肿瘤无处遁形 / 上海市医学会,上海市医学会放射学专科分会组编. —上海:上海科学技术出版社,2018.1

（上海市医学会百年纪念科普丛书）

ISBN 978 - 7 - 5478 - 3843 - 3

I.①影… Ⅱ.①上…②上… Ⅲ.①肿瘤—影象诊断 Ⅳ.①R730.4

中国版本图书馆 CIP 数据核字(2017)第 294573 号

影像诊断
让肿瘤无处遁形

上海市医学会
上海市医学会放射学专科分会　　组编

上海世纪出版（集团）有限公司
上海科学技术出版社　出版、发行
（上海钦州南路 71 号　邮政编码 200235　www.sstp.cn）

字数：100 千字　　　　印张 9
2018 年 1 月第 1 版　2018 年 1 月第 1 次印刷
ISBN 978 - 7 - 5478 - 3843 - 3/R·1522
定价：30.00 元

内容提要

在医院影像科做完检查，看到报告上面的"肿块""结节"，内心往往五味杂陈。有的人担惊受怕，认为自己长了肿瘤，命不久矣；有的人云淡风轻，以为不过是身体上多长了一块肉。

为了让广大读者能正确通过影像检查认识肿瘤，上海市医学会放射学专科分会的各位专家充分运用自己的专业知识编写本书，从"读经典"和"问名医"两部分，阐述了影像检查在诊治肿瘤疾病中的独特作用。

"读经典"部分由影像科资深专家以通俗易懂的语言介绍影像学的基础知识以及部分常见肿瘤疾患与影像学检查的关系。"问名医"篇章则收集了百余个经历影像检查的患者及家属的常见疑问，由影像科临床医生详细解答。

本书内容涵盖乳腺、肺部、腹部、头部、骨骼等常见部位的不同肿瘤的影像检查相关科普知识，是一本家庭必备的影像检查指南。

总　序

上海市医学会成立于 1917 年 4 月 2 日，迄今已有 100 年的悠久历史。成立之初以"中华医学会上海支会"命名，1932 年改称"中华医学会上海分会"，1991 年正式更名为"上海市医学会"并沿用至今。

百年风雨，世纪沧桑，从成立之初仅 13 人的医学社团组织，发展至今已拥有 288 家单位会员、22 000 余名个人会员，设有 92 个专科分会和 4 个工作委员会，成为社会信誉高、发展能力强、服务水平好、内部管理规范的现代科技社团，荣获上海市社团局"5A 级社会组织"、上海市科协"五星级学会"。

穿越百年历史长河，上海市医学会始终凝聚着全市广大医学科技工作者，充分发挥人才荟萃、智力密集、信息畅通、科技创新的优势，在每一个特定的历史时期，在每一次突发的公共卫生事件应急救援中，均很好地体现了学会的引领带动作用。近年来，在"凝聚、开放、服务、创新"精神的指引下，学会不忘初心，与时俱进，取得了骄人的成绩。

2016 年，习近平总书记在"全国卫生与健康大会"上发表重要讲话，指出"没有全民健康就没有全面小康"，强调把人民健康放在优先发展的战略地位。中共中央、国务院印发的《"健康中国 2030"规划纲要》明确了"共建共享、全民健康"是建设健康中国的战略主题，要求"普及健康生活、加强健康教育、提高全民健康素养"，要推进全民健康生活方式行动，要建立健全健康促进与教育体系，提高健康教育服务能力，普及健康科学知识等。上海市医学会秉承健康科普教育的优良传统，认真践行社会责任，组织动员广大医学专家积极投身医学科普创作与宣传教育。

近年来，学会重点推出了"健康方向盘"系列科普活动、"架起彩虹桥"系列医教帮扶活动和"上海市青年医学科普能力大赛"三项科普品牌。通过科普讲座、咨询义诊、广播影视媒体宣传以及推送科普文章或出版科普读物等多形式、多渠道,把最前沿的医学知识转化成普通百姓健康需求的科普知识,社会反响良好。配合学会百年华诞纪念活动,其间重点推出了百场科普巡讲活动和百位名医科普咨询活动。上海市医学会以其卓有成效的科普宣教工作受到社会各界好评,荣获上海市科委颁发的"上海科普教育创新奖-科普贡献奖(组织)二等奖"、中华医学会"优秀医学科普单位"和"全国青年医学科普能力大赛优秀组织奖",成为上海市科协"推进公民科学素质"百家示范单位之一。

为纪念上海市医学会成立 100 周年,同时将《"健康中国 2030"规划纲要》精神进一步落到实处,我们集中上海医学界的学术领袖和科普精英编著出版这套科普丛书,为大众提供系统的医学科普知识以及权威的疾病防治指南,为"共建共享、全民健康"的健康中国建设添砖加瓦。在这套丛书里,读者既可以"读经典"——呈现《再造"中国手"》等丰碑之作,重温医学大家叱咤医坛的光辉岁月,也可以"问名医"——每本书约有 100 名当代名医答疑解惑,解决现实中的医疗健康困扰。既可以通过《全科医生,你家的朋友》佳作,找到你的家庭医生,切实地感受国家医疗体制改革的努力给大众带来的健康保障;也可以领略《从"削足适履"到"量身定制"——医学 3D 打印技术》《手术治疗糖尿病的疗效如何》等医学前沿信息,感受现代医学科技进步带来的福音。

经典丰满的内容,来源于团结奋进、齐心协力的编写团队。这套丛书涉及上海市医学会所属的 50 余个专科分会,编委达 2 000 余名,参与编写者近 5 000人,堪称上海市医学会史上规模最大的一次集体科普创作。我相信,每一位参与科普丛书的编写者都将为在这场百年盛典中留下手迹,并将这些健康科普知识传播给社会大众而引以为荣。

在此,我谨代表上海市医学会,向所有积极参与学会科普丛书编著的专科分会编委会及学会工作人员,向关注并携手致力于医学科普事业发展的上海科学技术出版社表示衷心的感谢!

源梦百年、聚力同行,传承不朽、再铸辉煌。愿上海市医学会薪火不熄,祝万千家庭健康幸福!

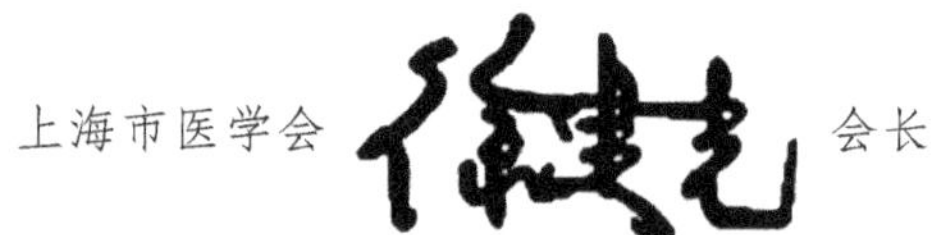

上海市医学会　　　　　　会长

2017 年 5 月

前 言

　　"健康中国"是国家战略,民众的健康意识日益提高。影像科作为"医生的医生",是民众在医院接触最多的科室之一,拥有让肿瘤无处遁形的"法力"。然而,总有很多人去医院检查完之后辗转难眠,影像报告中的"结节""肿块"让人惊慌失措,到处求教。目前,网络媒体对结节、肿块的解答宣教差异化较大,有的内容甚至南辕北辙,带来很大的医疗隐患和民众困惑。

　　有鉴于此,上海市医学会放射学专科分会召集了几十位各个亚专业的影像学专家撰写了这本书。本书就民众关心的常见影像学问题进行了科学且通俗的解疑释惑。书中既有影像科"大咖"对一些影像学重要科学问题的解读,也有以民众最关心的问题为导向的名医佳作。打开此书,读者将能深切地感受到科技的发展、医学的进步以及上海放射科医生的风采与博识,并从中获得专业靠谱的知识。

　　本书付梓的 2017 年,恰逢上海市医学会创建 100 周年,也是放射学专科分会成立的第 67 年。作为上海市医学会 90 余个专科分会中的一员,我们非常荣幸可以承编这本书,并把它作为献礼列入上海市医学会百年纪念科普丛书之一,我们将以本书为依托,充分发挥放射学专科分会的权威性,致力于为大众提供值得信赖的医学科普读物。

　　最后,请允许我代表上海市医学会放射学专科分会及上海放射医学界全体同道,向参与本书编写的专家们、向为本书出版付出艰苦努力的编辑们表示衷心感谢！让我们源梦百年,继续携手同行！

海军军医大学附属长征医院影像医学与核医学科教授、主任医师

上海市医学会放射学专科分会主任委员

刘士远

2017 年 11 月

目　录

肺|部|肿|瘤 …… 064

头|颈|眼|口|肿|瘤| ……………………………………………………… 109

骨|肿|瘤| ………………………………………………………………………… 115

CHAPTER ONE

读经典

一、关于 X 线，你知道多少

X 线在医学诊断和治疗上的应用十分广泛，是医生们的"好帮手"。发热、咳嗽，可以拍张 X 线胸片，看看肺部有没有炎症；不慎摔伤，可以对摔伤部位拍张 X 线片，看看有没有骨折；B 超发现肝脏有占位，可以做一次腹部 CT，明确占位的性质；心绞痛频繁发作，可以做一次冠状动脉造影，了解冠状动脉的病变程度等。

不过，看不见、摸不着的 X 线确实会对人体健康造成一定隐患，长时间、大剂量的 X 线辐射会导致疲劳、食欲减退、骨髓抑制等放射性伤害，与某些癌症的发生也存在一定关系。

多少剂量的 X 线辐射会对人体造成危害？X 线的辐射范围有多大？专门用于 X 线诊断和治疗的房间需要符合哪些要求？在接受放射诊断和治疗时，患者需要具备哪些防护意识、做好哪些防护工作、避免哪些误区？在日常生活中，如何减少辐射带来的伤害？

X 线辐射量与人体健康息息相关

X 线是波长介于紫外线和 γ（伽马）射线间的电磁波，由德国物理学家伦琴于 1895 年发现，故又称伦琴射线。X 线的用途很广，主要用于医用放射检查和治疗、民用消毒杀菌、工业探伤以及胶片感光等。

理论上，X 线对人体有轻度损害。目前认为，当短时 X 线辐射量低于 100 毫希时，对人体健康没有危害；当短时 X 线辐射量超过 100 毫希时，就会对人体造成一定危害。比如，辐射量为 100～500 毫希时，人体没有患病的感觉，但血液中的白细胞数在减少；辐射量为 1 000～2 000 毫希时，会导致轻微的射线疾病现象，如疲劳、呕吐、食欲减退、暂时性脱发、红细胞减少等；辐射量达到 2 000～4 000 毫希时，骨髓和骨密度会被破坏，红细胞和白细胞数量极度减少，会出现内出血、呕吐等症状；辐射量大于 4 000 毫希时，将危及生命。

值得注意的是，虽然辐射伤害的发生与否、严重程度与辐射剂量、个人的耐受程度、对 X 线的敏感性，以及健康状况等多种因素有关，但从预防角度看，X 线检查的次数还是越少越好。

在自然状态下，一个人每年接受的辐射量约为 2.8 毫希。其中，约 85% 为天然来源（如室内的氡衰变产物、宇宙射线等），14％为医疗照射（如 X 线检查、核医学检查），其他人工来源（如放射性粉尘、核工业排放物等）所占的比例不到 1％。通常，一次标准的胸部 X 线摄影检查，患者接受的辐射量为 0.01～0.02 毫希，相当于一个人 10 天内受到的天然辐射量；做一次胸部 CT 检查接受的辐射量为 1～8 毫希，对人体健康的危害不大。

不过，由于 X 线辐射在短期内具有累积效应，即短期内连续接受多次照射，超过了人体细胞的修复速度时，辐射量会累积，容易导致放射性伤害。

全面防护措施，减轻放射对健康的危害

我国对 X 线放射设备的监管很严格。放射科的大型 X 线设备都必须经过质监部门的检测；使用 X 线设备的机房或实施介入治疗的导管室必须有特殊的屏蔽措施，并经环保局评估达到放射防护要求，取得放射防护许可证。此外，卫生监督部门还会对 X 线设备的辐射量、安全性，放射标识是否完善，防护用具是否齐全等进行检查。简而言之，医用 X 线设备必须"三证齐全"，即拿到环保评估证明、放射防护许可证和设备使用许可证，方能开展工作。

根据国家卫生行政部门的规定，介入治疗所用到的数字减影血管造影（DSA）设备为 Ⅱ 类辐射装置，骨科手术中所用到的小型 C 型臂 X 线设备属于 Ⅲ 类辐射装置。使用这些设备的手术室除了要具备常规手术室必须有的净化层流系统外，还必须对手术室进行电离辐射屏蔽的施工，以及辐射防护用品的配备。因为 X 射线具有很强的穿透性，普通墙壁、楼板不能阻挡射线的通过。也就是说，当 X 线照射到未经屏蔽处理的楼板或墙壁时，其隔壁及上下的房间均会产生一定量的辐射污染。

按照环保局和卫生监督部门的要求，医院在建造这类手术室时必须按要求进行屏蔽施工，如房间墙壁、上下楼板中应置入厚度不小于 2 毫米的铅板或按要求在建筑材料中加入硫酸钡，手术室的门应为铅门，并贴有电离辐射标识。同时，院方还应为医护人员和患者配备铅防护用具，如铅帽、铅围脖、铅衣等。在手术操作时，医护人员应注意尽量远离受照射部位，尽量减少照射时间。

随着人们保健意识的不断增强，放射防护也越来越受到重视。医院为 X 线受检者提供的防护措施包括：①配备经环保部门和卫生监督部门检测合格的 X 线设备和专用机房；②机房门口张贴电离辐射检查相关注意事项的告知书；③配备铅围脖、铅帽、三角巾、铅围栏等常规铅防护用品，对受检者的非检查部位，尤其是性腺、甲状腺等敏感部位，予以适当防护；④对陪护人员进行适当防护；⑤检查时尽量使用低剂量的投照方式，并尽量减少有效曝光时间；⑥发现有辐射超标

或超剂量检查的患者，及时启动辐射安全应急预案、记录曝光条件、进行医学检查和观察，或给予及时的治疗和处理，并将事件上报至上级卫生主管部门。

正确防护日常生活中的辐射源

日常生活中的辐射源可分为电离辐射和电磁辐射两类。一类是自然界中的放射性微粒、太阳黑子、大理石等材料产生的电离辐射；另一类是手机、电脑、微波炉等家用电器在工作过程中产生的电磁辐射。研究发现，在辐射源集中的环境中工作、学习和生活的人，容易出现失眠多梦、记忆力减退、体虚乏力、免疫力低下等问题。当然，不同的人或同一个人在不同年龄段，对辐射的承受能力是不一样的，即使在辐射超标环境中，也并非所有人都会得病，大家不必对辐射草木皆兵。

对于广大民众而言，掌握一些科学、实用的辐射防护措施，尽量降低辐射对健康的危害，还是非常有必要的。具体措施包括：①使用电器时，尽量保持一定的安全距离，并尽量缩短与电器近距离接触的时间；②电器不用时，关闭电源，不要将许多电器设备集中放置在一处；③在进行家庭装潢时，尽量少用或避免使用大理石等含有辐射物质的材料；④房间内放置仙人球等绿色植物，以利于环境中辐射物质的吸收；⑤多吃胡萝卜、番茄、海带、瘦肉、动物肝脏等富含维生素 A、维生素 C 和蛋白质的食物；⑥增强体育锻炼，提高机体免疫力；⑦由于高空存在较多的宇宙辐射，故乘飞机时最好选择靠走道的座位，回家以后应立即洗澡，清除身上的辐射物质；⑧长时间使用电脑者应加强对眼睛、甲状腺等部位的辐射防护，用完电脑后及时清洗脸部。

（刘士远）

—— 专家简介 ——

刘士远

刘士远，海军军医大学附属长征医院影像医学与核医学科主任、教研室主任，教授、主任医师。擅长胸部疾病，特别是肺癌的影像学诊断。中华医学会放射学分会副主任委员，中国医师协会放射医师分会副会长，上海市医学会放射学专科分会主任委员，上海市生物医学工程学会放射医学工程专业委员会主任委员等。

二、磁共振对人体有害吗

　　在医院看病的时候，医生可能经常会开具一些影像检查申请。比如 X 线检查、CT 检查、磁共振检查等。磁共振检查是否存在辐射？会不会对人体造成伤害？

　　磁共振在成像过程中记录了人体组织器官中最丰富的氢原子的原子核运动的有关信息，经计算和处理后获得检查部位图像，与核辐射没有任何关系。在磁共振成像过程中，需要一定的外加磁场，产生脉冲，使人体氢原子的原子核运动状态发生变化，从而产生图像信息。目前国际上，医院通用磁共振的磁场强度一般是 1.5 特和 3.0 特。到目前为止，世界上还没有任何关于医院使用磁共振仪器引起相关危害的报道，也未发现受检者基因突变或染色体畸变的发生率有增高。磁共振是没有电离辐射的，也不会产生核辐射。因此，对人体没有损伤。

　　虽然这项检查是无害的，但并不是所有人都适合做这项检查。一般在医院的磁共振检查室门外，都有红色或黄色的醒目标志注明严禁进行磁共振检查的情况。由于在磁共振仪器及磁共振检查室内存在较强大的磁场，因此，安装心脏起搏器的患者，血管手术后留有金属夹、金属支架者，或冠状动脉、食管、前列腺、胆道等进行过金属支架植入术的患者，严禁做磁共振检查。否则，金属受强大磁场的吸引而移动，将会造成严重的后果，甚至会有生命危险。另外，磁共振检查环境相对封闭，也不适合于幽闭恐惧症的患者。

　　总的来说，目前医用磁共振没有辐射性，对人体无害，是非常安全的。

（王培军）

—— 专家简介 ——

王培军

　　王培军，同济大学附属同济医院副院长，博士生导师，主任医师、教授。中华医学会放射学分会常务委员、影像技术分会主任委员，上海市医学会放射学专科分会候任主任委员。

三、怎样做好影像检查

对于肿瘤或疑似肿瘤的患者来说，超声、CT、磁共振（MRI）和 PET-CT 这些影像检查名称是再熟悉不过了。在医学蓬勃发展的几十年里，影像检查已经成为最普遍的临床检查之一，从 X 线机，发展到 CT、MRI、PET-CT 这些高端的检查设备，检查费用也从几十元上升到几百几千甚至上万元不等。琳琅满目的影像检查项目就像货架上的衣服，令患者目不暇接。然而，这么多件"衣服"穿在身上，到底哪一件才是最适合的呢？也有患者在一家医院拍好片子，拿到另一家医院却因"看不清楚"等原因而被要求重拍。在医院门诊，常见到彷徨无措地拿着一堆片子和各家医院不同诊断意见的影像报告的患者。到底应该怎样选择临床影像检查，快、准、狠地找到致病的"罪魁祸首"？做好的检查、拍好的片子应该找谁看？

标准化影像检查和影像资源的共享是国家卫生和计划生育委员会、影像专业学会、质控中心一直以来推崇和倡导的，也是杜绝医疗资源浪费的重要环节。三级医院的摄片受质控体系的严格监督管理，基本可以达到无障碍通用的目标。然而，由于医学发展的不均衡，一些基层的、偏远地区的医疗单位和私立医疗机构拍出的影像检查结果确实难以达到三级医院的标准。因此，如果需要进行对技术人员的经验要求较高的影像检查，如 CT、MRI 增强和 PET-CT 检查等，建议去三级医院。但相信，随着医疗水平的不断发展和医疗资源的均衡配置，影像资源的共享问题可以逐步解决。

每一位患者都是独一无二的个体，如何针对患者的具体情况做好检查，如何合理使用大型影像设备，如何设计好扫描序列，如何根据病种做好个性化扫描方案，提供优质的图像，这些都依赖于影像科技师和医师对于患者病情的掌握和长期以来积累的临床经验和判断。作为患者，最需要注意的是与临床医生、影像科技师及医师的有效沟通。

检查结束拿到影像片和检查报告后，应该找谁解读报告和图像呢？患者在拿到检查结果之后，一般是拿给临床医生看并寻求解释。但是，情况复杂和疑难疾病的患者，诊断结果有可能存在较大争议，应该请影像科专家帮助解答，得出更为正确的诊断结果。一个复杂的病例，常常需要多种检查方法相互印证，比较分析，才能得到正确的诊断。而正确的诊断，才能指导正确的治疗。

多数大型医院的影像科或放射科都开设了影像诊断专家门诊，目的是为患者提供专业读片的医生门诊，让专业人士看专业片，精准提供最佳诊断建议。

或许有人会问："我已经拿到报告了，为什么还要看专家门诊？"虽然所有报告都经过两位医生阅片所得出，但是所谓术业有专攻，每位影像医生所擅长的领域不同，且不能保证每一份报告都由专科领域的专家所审核。而在选择影像科专家门诊时，您可以根据专家介绍来选择在您的疾病领域有所建树的专家给出阅片建议。另外，影像学报告常常单纯根据所拍摄的片子给出，看到什么就写什么。事实上，所谓"同病异影、异病同影"，不同的疾病可能有相同或相似的影像表现，而相同疾病的影像表现又可能千差万别。就诊影像科专家门诊时，影像专家可以根据您的疾病表现、进展变化和其他检查如血液化验结果，结合片子的表现综合做出判断。因此，在看影像科专家门诊前，需要您准备好疾病相关的资料，包括既往的影像检查结果、各种抽血化验的结果及超声检查结果。

最后要指出的是，每一种影像学技术都有其优势和局限性。比如 CT 相对便宜、检查速度快，但是存在电离辐射；MRI 可以多方位成像、软组织分辨力高、无骨伪影干扰、无电离辐射，但缺点是检查时间比较长，有起搏器植入者禁用，幽闭恐惧症患者慎用等等。疾病的发展是一个过程，而影像检查只是疾病进程中的一个断面，有时候需要连续的观察才能得出正确的诊断，随访观察、复查都是很必要的。

（陶晓峰）

── 专家简介 ──

陶晓峰

陶晓峰，上海交通大学医学院附属第九人民医院放射科主任、主任医师、教授。擅长神经系统和头颈颌面部疾病的影像诊断。中华医学会放射学分会头颈专业委员会副主任委员、上海市医学会放射学专科分会常务委员兼秘书。

四、如何正确理解和选择医学影像检查

医学影像技术飞速发展，各种检查技术方法日益增多。目前最常用的包括 X 线、CT、磁共振（MRI）和超声、正电子发射体层成像（PET）等。医学影像检查的正确选择对临床诊断具有重要的价值。如何正确选择适合自身需要的检查是一个重要问题，这主要由医生来决定。但是目前，从普通患者到非影像科的医生，对医学影像检查方法的理解和选择存在诸多误区。

目前最常用的 X 线和 CT 均利用电离辐射成像，因此这些检查时就涉及放射防护问题。MRI 利用人体内氢原子核的自旋成像，没有电离辐射问题，也不涉及核辐射现象，对人体没有伤害。正电子发射体层成像需要给患者注射同位素，因此有一定放射性。

目前人们对影像检查的放射辐射危害认识存在两种误区，一种是过度恐惧，另一种是满不在乎。放射辐射对人体组织会造成一定损伤，不少患者因此对放射检查产生恐惧心理，甚至拒绝进行必要的放射检查。

影像检查放射辐射损伤到底有多大？这主要与检查项目照射剂量的大小有关。根据国际放射防护委员会制定的标准推算，一次普通 X 线摄片检查，导致健康人群患癌的风险为 1/1 000 万～100/1 000 万，辐射剂量增加时风险也随之增加。一次 CT 成像的 X 线剂量大约是普通 X 线成像剂量的 100 倍，虽然相对于 X 线，照射剂量大幅增加，但是目前常规 CT 检查，偶然一次或者一年 1 次检查，对人体并不会造成不可逆的损害，因此也没有必要过分担心。如果医生认为确有必要进行这些检查，应该配合医生进行相关检查。PET 检查虽然有一定同位素辐射问题，但目前常用的同位素量比较少，半衰期短，偶尔检查不会对人体造成伤害。

很多人对检查方法的适应证不太理解，追求昂贵、先进的检查方法，认为价格贵的、高端的检查（CT、MRI 及 PET 等）一定比便宜的检查（超声、普通 X 线检查）好。其实不然，各种检查方法都有适应证，不能简单地说哪个好、哪个不好。有时要综合利用，才能准确地对疾病做出鉴别诊断。例如，呼吸系统疾病和观察骨质问题，X 线检查和 CT 检查是首选和基本检查方法。较先进的 MRI 检查限于肺组织含气、质子密度低、信号强度弱的影响，极少用于检查呼吸系统疾病。

许多患者抱怨检查太多,已经做了 X 线检查为何还要接受 CT 检查? 为何有时候同一部位,相同检查方法要多次检查? 这个问题要看具体情况了。例如胃肠道系统,X 线钡剂造影检查是首选和主要的检查技术,但是它主要显示腔内病变。当怀疑恶性肿瘤时,需要进一步对壁外侵犯、邻近脏器组织侵犯和淋巴结转移等进行详细评估时,应行 CT 或者 MRI 检查。另外,很多疾病例如气胸、肿瘤等病变,需要根据临床症状进行多次随访检查,观察病变的进展情况,从而指导进一步治疗。

所有检查方法都有自己的独特优势,但没有一种方法是完美无缺的,当用一种检查方法不能完全满足诊断要求时,就要综合 2 种以上的方法取长补短,最后达到诊断的目的。

(赵小虎)

—— 专家简介 ——

赵小虎

赵小虎,同济大学附属同济医院主任医师、教授。中华医学会放射学分会委员。获教育部科技进步一、二等奖;获上海市科委明治乳业生命科学优秀奖。"瞭望智库专家库"首批入驻专家。

五、筛查——肺癌早发现、早诊断的法宝

陈某某，男性，67 岁，45 年吸烟史，咳嗽伴痰中带血 2 个月余，行 CT 检查可见右下肺中央型肺癌伴纵隔淋巴结转移，外科手术后 6 个月去世。

樊某，女性，37 岁，无明显诱因头痛 1 个月来神经科就诊，行磁共振（MRI）检查后发现颅内多发转移病灶，再进行肺部检查，显示左肺周围性肺癌伴纵隔淋巴结肿大，予全身静脉化疗，患者在生活质量较差的情况下存活 3 个月死亡。

上述的例子在上海各大医院几乎天天上演，面对越来越多的肺癌患者和极低的生存率，人们不禁疾呼：难道就没有更好的办法对付肺癌恶魔吗？

有！答案只有一个：早期发现、早期诊断、早期治疗！

统计资料表明，100 多年来，虽然外科手术方式不断进步，内科化疗药物层出不穷，还诞生了直线加速器、伽马刀、X 刀、中子刀、质子刀等数不清的肿瘤治疗设备，发明了物理消融、介入、生物疗法等新疗法，但肺癌总的 5 年生存率仍然在 10％左右，能够手术全切的中晚期肺癌患者 5 年生存率也只有 20％～40％，而不能手术的中晚期肺癌患者 5 年生存率仅为 2％～3％！

肿瘤为全身性疾病，一旦进入中晚期，肺癌细胞已经进入全身，人体的免疫系统与疾病之间的对抗已经失衡。此时，即使再高明的医生，再先进的治疗方法和手段，都回天无力了！

再看另一组数据：早期肺癌手术切除后的 5 年生存率为 70％～100％，这和上面的数据是天壤之别。不难看出，造成这个巨大差别的关键是诊断出肿瘤时处于什么期。早发现、早诊断、早手术就可以长期生存，晚发现、晚诊断则华佗再

世也枉然！遗憾的是，约80％的患者在确诊肿瘤时已丧失手术时机，只有不到2％的肺癌在发现时处于早期。

如何早期发现？途径只有一个：筛查！患者出现症状后再来医院检查出来的肺癌基本都是中晚期，早期肺癌基本没有明显临床表现，所谓没有症状的健康人不一定是真正健康的，进行健康检查可以发现临床前期的病变，从而将疾病控制和扼杀在摇篮里。有数据显示，通过筛查发现的肺癌中76％是早期。因此，有计划地对特定人群进行普查，可以发现早期肺癌，降低治疗费用，改善治疗效果，挽救个人和家庭。

我国每年肿瘤的新发病例数达数百万，如果能使早期肿瘤的诊断率提高一个百分点，就能使成千上万的肿瘤患者得到及时有效的救治，因此广泛开展普查，对提高肿瘤早期诊断率意义重大。

目前筛查的方法主要有以下几类。

（1）痰液检测：包括痰细胞学检查、痰免疫标记、痰聚合酶链式反应（PCR）技术等。痰液检查取材方便、无创，易被患者接受，适合累及大支气管的肿瘤，但其检查受多种因素影响，敏感性及特异性不高，尤其对于外围型肺癌阳性率更低，因此用痰液普查尚需要进一步提高敏感性。

（2）血清肿瘤标志物检测：是通过对病变分泌物进入血液的特有物质检测来间接判断恶性病灶存在的。包括癌胚抗原（CEA）、细胞角质片断抗原21-1（CYFRA21-1）、鳞癌抗原（SCCAG）、组织多肽抗原（TPA）、神经特异性烯醇化酶（NSE）、肌酸磷酸激酶-BB（CPK-BB）等。但由于不同细胞类型肺癌的免疫标记物常常不同，甚至同一细胞类型的肺癌在不同个体中差别很大，目前很难找到共性的免疫标记物；而且由于目前的技术正在发展和完善阶段，检测本身的敏感性及特异性受到很大的技术条件限制，各家报道的数据差别也很大，所以至今尚无可靠的标记物可以用于大规模普查。

（3）X线检查：是经典的普查方法，其优势是经济实惠、方便有效，目前仍然在广泛应用。但是由于分辨率的限制，常常不能发现1厘米以下的病灶，即使发现了也很难定性。CT发现的病灶，87％在X线片上无法发现，因而X线片的应用价值有限。但是随着CR（计算机摄影）、DR（计算机数字摄影）的普遍应用以及CAD（计算机辅助检测和诊断系统）被用于X线普查的辅助，其病变发现率越来越高。

（4）低剂量螺旋CT：是目前敏感性和特异性最高的肺癌普查手段。其所受X线照射的剂量与普通X线片相仿，但准确性非常高，可以发现肺内数毫米的微小病变，并可通过更加细致的靶扫描等手段进一步明确性质，因此也更易被接受。有研究指出：CT 的非钙化结节的检出率是 CR 的 10 倍；CT 检出的肺癌较 CR 检出的肺癌分期更早、直径更小；CT 普查出的肺癌 5 年生存率较 CR 普查出的肺癌高；CT 检出的肺癌手术可切除率明显高于 CR 检出的肺癌。因此，低剂量螺旋 CT 应该是肺癌普查的首选准确方法，经济条件允许的情况下应当尽量选用该项检查。

（5）分子影像学：是将现代分子生物学的技术和现代医学影像学相结合产生的一门新的交叉学科，是肺癌早期诊断又一种正在崛起的新方法。它是在活体状态下，在细胞和分子水平应用影像学方法对生物过程进行定性和定量。与传统的影像诊断显示的一些分子改变的终效应相比，分子影像学是探查疾病演变过程中基本的分子异常，并从分子水平描绘正常及病变组织结构与功能变化信息的影像，具有无创、实时、活体、特异、精细（分子水平）显像等独特性质。其前途广阔，目前尚处于研究阶段。

肺内发现了病灶并不一定都是肺癌，如果是一个良性病变，盲目开刀必然造成患者不必要的痛苦和负担，如何确定被发现病灶的性质？肿瘤的长相各不相同，分叶、毛刺、空泡、明显强化、胸膜凹陷以及混杂的毛玻璃密度是恶性病变常见的长相。影像科医师可以利用现有的 X 线片、CT、MRI 等设备发现病灶，进而分析病灶的形态、边缘、密度、比邻关系等特征，做出是否为肿瘤的诊断，为外科医生手术干预提供依据，因此其职责相当于侦察员和法官。

筛查的重点应该是高危人群，包括重度吸烟者，无机砷、石棉、铬、镍、甲醚类、铍、多环芳烃类化合物、氯乙烯、橡胶制品、芥子气、二氧化硅、氧化硫、苯丙芘、各类燃烧产物、电离辐射等接触的人群，但在我国除了吸烟为高危因素外，厨房油烟、二手烟、空气污染、水和食物的污染都有可能导致肺癌的发生。因此在我国应该建立包含以上多重因素在内的肺癌高危因素模型，而不是单纯关注一种诱因，如果条件允许，应当对所有 40 岁以上的人群进行筛查。

关于筛查的时间，可因人而异。一般年龄超过 40 岁者最好每年拍一次胸片，2 年做一次低剂量螺旋 CT 的筛查。第一次筛查后，以后每年最好在同一时间进行筛查。去医院检查前换不带金属物品的衣物，带上以往的检查资料以供医生参考，其他不需要特殊准备。

总之，肺癌的防治首先是防，尽可能远离可能的致癌物质是减少患病机会的关键；其次是早，养成良好的生活习惯，定期检查身体，有计划地选择肿瘤筛查项目。肿瘤能被早期发现、早期诊断并早期治疗是提高生存率、保证生活质量的关键。

（刘士远）

六、胃癌术前影像检查的利弊分析

　　胃癌是世界上常见的恶性肿瘤之一，胃癌术前的准确分期对于患者治疗方案的选择起着至关重要的作用，而影像检查是目前临床最重要的检查手段。

　　随着医学影像技术的不断发展，对胃癌分期的检查方法也越来越多，目前主要用于临床的影像检查技术有内镜超声检查、CT 检查、MRI 检查以及 PET-CT 检查。

　　目前临床工作中，一般推荐将 MDCT（多排螺旋 CT）作为胃癌术前的首选检查项目，CT 的检查时间短，并且具有强大的图像后处理能力，结合多期动态增强扫描技术，有利于原发病灶的检出，同时对于远处转移也具有较高的诊断能力，CT 可以准确地区分胃壁的分层结构，可以比较准确地判断胃癌的 T 分期。但对于 N 分期的判断仍存在较大分歧，主要原因在于对 N 分期的诊断标准尚未统一。

　　EUS 检查（内镜超声检查）可以显示胃壁的分层结构，进而判断肿瘤的浸润范围，能够较准确地反映胃癌原发病灶的浸润情况，对于溃疡型的早期胃癌有一定优势，在判断肿瘤的 T 分期中准确率较高。超声还可以通过淋巴结扫查来判断肿瘤的良恶性，但对于整体淋巴结转移以及远处转移的诊断效能较差，易受超声束的穿透距离限制，多数腹腔动脉周围以及肠系膜的淋巴结常不能被探及，因此 N 分期的准确性并不高。

　　目前随着技术的提高，超声引导下细针穿刺技术已得到广泛应用，在一定程度上提高了肿瘤分期的准确率。

　　MRI 可在一定程度上提高早期胃癌的检出率，但其扫描时间较长，对患者的配合要求较高，受肠道蠕动及气体伪影和呼吸伪影的影响较大，常作为胃癌术前的辅助检查。

　　PET-CT 在诊断和评估恶性肿瘤方面具有一定的帮助，它可以通过提供病灶的代谢信息，对肿瘤进行分期、评估治疗效果以及检测复发；并且对于淋巴结及远处转移的敏感性和特异性要优于其他检查方法，能够比较准确地反映肿瘤的分期。但是 PET-CT 对于胃癌原发病灶的评估能力较差，对于区分不同来源、不同类型的肿瘤敏感性比较低，同时辐射剂量较大，价格昂贵，不推荐作为首选检查。

在实际临床工作中，多种检查技术应该相辅相成，根据病情选取最佳的诊疗方案。

（陈克敏）

—— 专家简介 ——

陈克敏

陈克敏，医学博士，上海交通大学医学院附属瑞金医院及北院放射科主任，上海交通大学医学院影像系主任，中国医学影像技术研究会副会长，上海市医学会理事，上海市医学会放射学专科分会前任主任委员，上海市生物医学工程学会放射分会顾问等。长期从事医学影像诊断、教学和介入诊疗工作，擅长腹部影像、神经影像和非血管介入等诊疗。

七、胃部肿瘤影像检查有哪些

胃部肿瘤是消化系统的常见病和多发病，新版世界卫生组织胃部肿瘤组织学分型将胃部肿瘤分为癌、上皮性肿瘤、神经内分泌肿瘤、间叶性肿瘤、淋巴瘤和继发性肿瘤。近年来随着医学和相关学科的发展，胃部肿瘤的影像诊断方面有了跨越式进步，本文将对胃部几类常见肿瘤的影像检查做个简单的介绍。

（1）胃癌：消化道最常见的肿瘤，准确的胃癌术前评估对于临床诊疗至关重要。目前胃癌的诊断及评估主要通过影像检查来实现，常规使用多排螺旋 CT（MDCT）、超声内镜（EUS）、磁共振（MRI）进行胃癌术前分期的诊断。

（2）胃淋巴瘤：起自胃黏膜下的淋巴组织，占胃恶性肿瘤的 3％～5％，仅次于胃癌。准确的临床分期及组织学分级对于淋巴瘤的预后起到了至关重要的作用。胃淋巴瘤的临床征象及影像学表现均缺乏特异性，因此在影像检查的基础上，同时依赖多次重复大量活检方案才能最终为临床治疗方式选择提供准确的指导。

MDCT 可以直观显示胃壁受累的程度和范围，观察到胃淋巴瘤的胃壁增厚、器官浸润及胃周脂肪层的消失等征象，还可以检出腹腔内肿大的淋巴结，动态增强扫描及后处理技术进一步提高了诊断准确率。但是 MDCT 对于肿瘤侵犯的程度及组织分型无法做出判断，对化疗后的患者也缺乏特异性，因此MDCT 对淋巴瘤的诊断仍存在一定局限性。MRI 可以判断远处器官及淋巴结是否受累，由于其临床价值与 MDCT 相似，但受胃肠道蠕动影响较大且花费高于 MDCT，故一般不单独使用 MRI 诊断胃淋巴瘤。EUS 可以较准确地进行局部淋巴瘤的分期，并且当胃镜与组织学无法明确诊断时，超声仍可以提示肿瘤的发展及复发的可能性。PET-CT 主要用于显示肿瘤在放化疗治疗中的疗效评估能力，同时也可较准确地检出淋巴瘤治疗后的复发灶，对一些结构成像不能明确诊断的患者，PET 的功能性成像可为临床医生提供一些诊断的重要信息。

（3）胃肠道间质瘤（GIST）：一类独立的来源于胃肠道管壁间充质细胞的非定向分化的肿瘤，是胃间叶性肿瘤中较常见的一种类型。好发于 50～70 岁的中老年人，它可发生在胃肠道的任何部位，近 60％发生在胃部。约 30％的 GIST患者无症状，部分患者可出现腹部疼痛、触及肿块和(或)胃肠道出血等症状。

MDCT 是目前常用的检查手段,可以显示肿瘤的形态、密度等信息,增强扫描还可显示肿瘤内部血管的分布及强化程度,对病灶的评估有一定的帮助。MRI 主要用于肝功能不良或有 CT 禁忌证的患者;而 PET-CT 主要用于评估 GIST 对早期治疗的反应。EUS 可作为 GIST 最为准确的影像学诊断方法,它不仅可以显示肿瘤大小、形态,而且可提供肿瘤来源信息,并可根据肿瘤回声判断其内部结构。同时可根据肿瘤的形态学特征如大小、边界是否清晰等推测肿瘤的良恶性。但是 EUS 对起源于固有肌层的小、低回声肿块的诊断价值有限,往往需要结合组织病理学检查如免疫组化才能做出准确的诊断。

胃部肿瘤形态多样,分型复杂,因此影像检查对于胃部肿瘤的诊断至关重要。胃部肿瘤的影像表现不尽相同,在临床实际工作中大多以 MDCT 和 EUS 作为胃部肿瘤的重要影像检查,并结合其他方法如 MRI、PET-CT、内镜等做出较准确的诊断,从而指导临床治疗。相信随着各种影像学技术的飞速发展,胃部肿瘤的诊断也必将取得进一步的突破。

(严福华)

—— 专家简介 ——

严福华

严福华,医学博士,主任医师,教授,上海交通大学医学院附属瑞金医院放射科主任。上海交通大学医学院医学影像系主任。中华医学会放射学分会委员、质量管理与安全管理专业委员会副主任委员、腹部放射学专业委员会委员。中国医师协会放射医师分会常务委员。

八、回盲部肿瘤，如何早期诊断和鉴别

随着我国的经济、技术不断发展，人民生活水平在不断提高。人们的饮食结构、卫生条件、人口的年龄结构都在不断变化，从前肠道疾病以感染性疾病为主，目前已经转变为肿瘤、自身免疫性疾病为主，结肠和直肠肿瘤的发病率在不断上升。结肠肿瘤的最好发部位就是回盲部，因此，回盲部肿瘤的诊断和鉴别诊断，是医生或患者经常要面对的问题。

回盲部是肠道的一部分，是结肠与回肠相延续的一部分肠道组织，以回盲瓣为标志性的分隔点，通常将回肠末端（约 10 厘米）、盲肠及阑尾统称为回盲部。回盲部肿瘤好发于 40 岁后的中老年人，平时注意自身大便的习惯和性状是否改变、有无出血、有无间歇性的腹部隐痛等症状就会早期察觉。

要早期发现回盲部是否存在肿瘤，做肠镜检查是很好的选择，可以发现黏膜上非常小的病灶。结肠 X 线造影、结肠充气后 CT 扫描和仿真内镜重建也是可以选择的检查手段，但是病灶一般要在 2 厘米以上才会被发现。CT 有明显优势，可以发现病灶之外的肠系膜、腹膜后间隙有无肿瘤侵犯，以及有无肿瘤的淋巴结转移。MRI 很少用于结肠癌的诊断，但是在已经确诊为结肠癌时，MRI 可以敏感地发现淋巴结是否存在转移。

回盲部肿瘤分为良性和恶性，来源于上皮组织的恶性肿瘤称为癌，来源于间叶组织的恶性肿瘤称为肉瘤。回盲部的良性肿瘤，包括间质瘤、平滑肌瘤、脂肪瘤、腺瘤和血管瘤，其中，间质瘤恶变的可能较大，特别是较大的间质瘤。腺瘤生长在黏膜，容易被肠镜发现，其他良性肿瘤，如间质瘤、平滑肌瘤、脂肪瘤和血管瘤都来源于黏膜下，在内镜检查时不容易被发现，一般都需要做 CT 来诊断。

回盲部的恶性肿瘤中，最常见的就是来源于盲肠的结肠癌，发生于盲肠的腺癌占全部结肠腺癌的 1/4。回盲部的结肠癌大部分生长较慢，很少引起肠梗阻，且通常生长时间长而无临床症状，超过 10％的盲肠部腺癌累及回肠末端，累及的肠段较短，多为增生型，呈息肉状。肿瘤对肠壁的侵犯，形成从结肠正常段到异常段的突然形态学改变，结肠壁不对称性显著增厚。结肠癌的病理分化程度不同，恶性程度和转移情况也是不同的。浸润性的结肠癌一般恶性程度较高，早期可能发生转移。其他的恶性肿瘤，包括类癌、淋巴瘤、恶性间质瘤等，相对来说症状较轻，不容易被早期发现。转移瘤由其他部位的恶性肿瘤转移而来，回盲部转移瘤最常见的是腹部手术后的种植转移。

肿瘤之所以分这么多，其实是为了正确地分类治疗。各种良性肿瘤，生长相对缓慢，一般可以观察肿瘤的生长速度和对局部功能的影响，良性肿瘤基本上都是相对生长缓慢和对功能影响不大的。术前区分好良性和恶性的肿瘤，就是重中之重的事情。

那如何鉴别肿瘤是良性还是恶性的？医生首先会依据患者患病之后出现的症状，如出血、肠梗阻等，大多是患恶性肿瘤才会出现。其次，医生可以进行各种化验检查，看看患者血液中的肿瘤标志物指标是否升高。第三，可以安排患者进行肠镜检查，看看肠道内新生物的形态，也可以钳夹取下小块活体组织做病理学检查，看看组织内的细胞形态、有无恶性肿瘤细胞，如果组织块足够大，也可以做组织生化特殊染色检查，观察肿瘤细胞上有无特殊标志物，把肿瘤定性做得更加准确。

确诊肿瘤之后，医生不但要了解是什么肿瘤，更需要了解肿瘤的大小、与周围脏器或血管的关系、对周围组织有没有侵犯、有没有转移。这些都是决定采取哪一种治疗方法的重要因素。从前那种"鲁莽"的剖腹探查手术，可能会因为开腹后发现肿瘤已经转移，只好不切除肿瘤就结束手术的情况，给患者带来不必要的伤害。

肿瘤性病变还需要与炎症鉴别。大多数炎症性病变只需要用抗生素治疗，除非发生严重的脓肿情况，需要手术切开和引流。超声检查很容易发现脓肿是否存在，但易受到肠道内气体干扰而显示困难。CT 和 MRI 对于鉴别炎症和脓肿非常有效。

医生的任务就是通过各种检查手段，探明肿瘤是否存在、是何种性质、严重程度，然后采取合适的治疗手段。就像警察破案，需要各种证据，还原案件真实情况。

（詹松华）

—— 专家简介 ——

詹松华

詹松华，上海中医药大学附属曙光医院放射科主任，教授、主任医师、博士研究生导师。上海市中西医结合学会影像医学专业委员会主任委员、上海市医学会放射学专科分会副主任委员。

九、直肠癌分期的影像检查技术的利弊分析

现今，直肠癌是比较多见的消化道癌症，在全球的恶性肿瘤发病率中，直肠癌的患病率为第 3 位，死亡率占第 4 位。在临床上，发现直肠癌之后，甚至已经经过病理切片确诊了，有时医生仍然安排患者进行 MRI 检查，主要目的是为了正确分期而采取适合的治疗方法。许多患者想不通，有的患者甚至认为医生在骗钱。

直肠癌的诊断检查方法包括肛门指检、肠镜、MRI、CT 及虚拟结肠镜、直肠内超声、PET 或 PET-CT、气钡双重造影、大便隐血检测等。其中，肛门指检是医生戴上手套之后将手指伸入肛门触诊。直肠癌组织一般非常硬，表面不光整，比较固定，偏于一侧，触之容易出血，很容易在手套上见到肿瘤出血留下的带黏液的血丝。检查结果提示直肠癌可能性较大之后，医生会让患者进行下一步的检查。

直肠癌最直接、最重要的确诊方法是肠镜检查，将肠镜插入肛门之后，查看肠壁表面是否存在肿瘤。肠镜检查时，常在看到可疑肿瘤后钳夹一小块组织出来进行切片病理检查，病理诊断是确诊疾病的金标准。但是，肠镜检查也有可能出现没有发现病灶的情况，非常小的病灶藏在肠壁皱褶之处，或者位于肠镜无法进入区域的病灶，都可能被漏诊。另一方面，病理切片需要足够大小的组织块，有时候肠镜下钳夹到的组织太小，或者含有大量的坏死组织，可能导致诊断困难。因此，病理结果确诊肿瘤是可靠的，但若是病理检查结果没有肿瘤组织，仍然不能完全排除肿瘤，这种情况称为假阴性。

怀疑直肠癌，或者确诊为直肠癌之后，医生可能会请患者进行 MRI 检查，这是目前大多数医院的检查流程。首选做 MRI 检查，是因为 MRI 检查没有任何射线辐射，不会对人体产生影响。做 MRI 检查的目的是对直肠癌进行准确的术前分期，MRI 可以很清楚地显示直肠壁的黏膜、肌层、直肠周围系膜（脂肪层）和直肠系膜筋膜，这对于判断直肠癌侵犯的深度（即 T 分期）非常有帮助。一般认为，肿瘤局限于黏膜层或者黏膜下层时，为 T1 期；肿瘤侵犯到肌层，但是还没有突破肌层时，称为 T2 期；肿瘤侵犯到肌层外的脂肪层（即直肠系膜）时称为 T3

期;肿瘤侵犯到系膜外面的筋膜,突破筋膜侵入邻近脏器或者组织时,称为 T4 期。一般认为,T3 期及之后的直肠癌要进行术前放疗或者化疗,可以帮助减少术后复发的概率。

MRI 还可以准确诊断患者有无淋巴结转移,特别是 MRI 的弥散加权成像(DWI),如发现直径大于 10 毫米的淋巴结,转移的可能性很大。分期原则为:没有发现肿大或转移淋巴结为 N0 期,发现 1~3 个转移的肿大淋巴结为 N1 期,4 个以上淋巴结转移为 N2 期,发现沿血管走形的淋巴管达到肠系膜根部,或者腹膜后间隙有转移淋巴结为 N3 期,身体远处淋巴结转移为 N4 期。

肿瘤是否转移,PET 是很好的检查手段。PET 通过注射放射性药物(18F-氟代脱氧葡萄糖)到血管中,通过血流到达肿瘤所在部位。这些放射性药物会参与肿瘤组织的代谢,而且会积聚在肿瘤组织中,PET 机器可以探测到这些放射性物质,在图像上显示为红色,而且积聚多少用颜色深浅直观表示出来。客观测量值称为标准摄取值(SUV 值),该值大小与肿瘤患者的预后相关。因此,术前 PET 或者 PET-CT 检查,不但可以发现是否存在直肠癌的转移,而且对于医生的预后判断有重要参考价值。

CT 对于判断肿瘤是否侵犯直肠系膜价值较大,直肠系膜中的脂肪一般呈低密度,与肿瘤组织形成密度差别而容易被发觉。但 CT 难以辨别是黏膜皱褶还是早期肿瘤,或者可能是直肠壁上的粪块。CT 存在的 X 线辐射对人体不利也是其局限性之一。

直肠内超声有助于探测肿瘤侵犯的深度。超声具有对于人体没有任何损伤、价格低廉等优点。但是,直肠内超声需要将超声探头插入肛门,患者常有不适。另外,超声的分辨率总体上不及 MRI。

X 线钡剂灌肠造影仅显示肠道表面情况,而肠镜更为直观、简便和明确。该检查方法还有存在射线的缺点。但是,钡剂灌肠造影可以很好地显示肿瘤整体的侵犯范围、肿瘤与邻近肠壁的情况,以及管腔狭窄程度和范围。

临床上使用的检查方法,一般不会引起严重的人体损伤或者并发症。超声、MRI 是不存在射线的,是非常安全的。X 线造影检查、CT 检查和 PET-CT 的放射性同位素,对于人体可能存在微量的辐射损伤。但是,相对于患直肠癌之后患者需要明确疾病情况的目的而言,这些损伤是微不足道的,更重要的是检查后获得疾病信息的得益。

(詹松华)

十、钼靶，比触诊更早发现乳腺癌

乳腺疾病是妇女的常见病和多发病，乳腺癌是全球妇女常见的恶性肿瘤，其发病率在逐年上升。据统计资料表明，全世界每年约 250 万人确诊乳腺癌，有 50 万人死于乳腺癌。近 10 年来，在我国京、津、沪等大城市乳腺癌的发病率也位居女性恶性肿瘤的第一位，因此早期发现、早期诊断、早期治疗是降低乳腺癌死亡率的关键。

那么，乳腺癌可以早期发现吗？答案是肯定的，据世界卫生组织调查表明，乳腺癌是继宫颈癌之后可通过二级预防降低死亡率的肿瘤，其预后较好。欧美一些发达国家，由于定期进行乳腺 X 线摄影检查，使早期乳腺癌检测率大有提高。40～49 岁患者的死亡率下降 20%，50～69 岁患者的死亡率可下降 20%～40%，因此，世界卫生组织将乳腺癌列为普查有效的人类肿瘤之一。妇女乳腺疾病的普查和筛选对提高妇女的健康水平至关重要。

怎样进行检查才能发现乳腺癌呢？过去提倡女性乳房自我检查，这是一种有意识地进行自我保健的方法，优点是经济、便捷，不受时间限制，对人体无损伤，经常关注自己乳腺是否有肿块、腋下是否有淋巴结肿大、乳头是否有溢液、什么样的溢液等对发现乳腺肿瘤很有帮助。但乳房自检受到自检者自身对乳腺癌认识程度差异的影响，发现肿块时多数属于中晚期乳腺癌，无法有效提高 5 年生存率。

除了自检以外，还可以去医院请有丰富临床经验的乳腺外科医师进行乳房触诊。但无论是自检还是请外科医师触诊，都只能发现表现为较大肿块的乳腺癌，而对于较小的、不易触及的乳腺肿块，要进行乳腺 X 线摄影（俗称的钼靶）、乳腺磁共振、乳腺超声等辅助检查。目前，医学界广泛认同的简便、有效、可靠的早期诊断乳腺癌的方法是进行乳腺 X 线检查。在美国和加拿大，乳腺 X 线摄影质量控制协会规定 40 岁以上的妇女要每年定期做乳腺 X 线摄影。

乳腺 X 线摄影可以发现早期乳腺癌鉴于多方面原因，一方面乳腺 X 线摄影不仅可以显示临床触诊到的乳腺肿块，为手术、穿刺定位，另一方面，可以显示临床无法触及的肿块，有些情况下，可以比有经验的医师早 1～2 年发现早期乳腺癌。乳腺癌的肿块不同于良性病变，X 线一般表现为"毛刺"或"分叶状"肿块，边缘模糊或清楚,有时肿块内同时出现细小不规则钙化,临床触诊往往是质硬肿块,相对固定而且活动度差,有时会和皮肤粘连。

乳腺 X 线摄影另外一个重要的意义在于显示乳腺病变区微小钙化,并对钙化准确地定位、定性。钙化可以单独出现,也可以和肿块同时出现,少数情况下,钙化和结构扭曲、非对称性致密等异常表现同时出现,有些钙化是超声和磁共振都难以显示的。

乳腺组织内的钙化分为良性及恶性两种。良性的钙化大多数表现为散在分布,边缘光整、清楚,密度较均一,中心透明的环状钙化、"爆米花"样钙化,沿血管分布的车辙样钙化、短的弧形钙化等。而乳腺癌的钙化多数表现为成簇分布的细颗粒钙化(即泥沙样钙化),沿导管分布的钙化,可以表现短棒状、蠕虫样及分支样等。

有些妇女朋友去医院检查,通过拍摄 X 线片发现了乳腺有钙化,心情就会紧张,实际上乳腺钙化并不代表乳腺癌,良性的乳腺钙化占相当的比例。正确的做法是请擅长乳腺疾病诊断的放射科专家全面细致地对 X 线片进行评价,对怀疑是乳腺癌的钙化还可以在 X 线定位下进行穿刺,以达到早期诊断的目的。因此,发现乳腺有钙化不要紧张,要请有关专家进一步检查及评价。

大量研究和几十年的实践证明定期乳腺 X 线摄影是乳腺癌早期诊断有效和可靠的方式,但是,在我国,这种检查仍然没有得到充分的重视,绝大多数乳腺癌患者是自己发现肿块而不是通过乳腺 X 线摄影,延误了最佳的诊治时期。事实上,早期乳腺癌多数是可以治愈的,其 5 年生存率在 90% 以上。在乳腺癌的诊断中,一定要摒弃"触不到肿块不能诊断为癌"的传统观念,建立"乳腺癌早期未必都能触到肿物"的新理念。为了自己和家人,专家建议 40 岁以上妇女,每年或每 2 年应定期做乳腺 X 线摄影。

(彭卫军)

—— 专家简介 ——

彭卫军

彭卫军,复旦大学附属肿瘤医院放射诊断科主任,主任医师,教授,博士研究生导师。中国抗癌协会肿瘤影像专业委员会主任委员,上海市抗癌协会肿瘤影像专业委员会主任委员,上海市医学会放射学专科分会副主任委员,中华医学会放射学分会乳腺学组副组长。

十一、体检查出乳腺钙化，这样看良恶性

张阿姨最近体检发现乳腺钙化，紧张得一夜无眠，一大早跑到医院挂特需门诊。那么乳腺钙化真的很可怕吗？一旦查出乳腺钙化该怎么办呢？

乳腺钙化多数是良性

目前，常用的乳腺影像检查包括乳腺 X 线摄影检查和超声检查。乳腺 X 线摄影检查俗称钼靶摄片检查，能发现早期乳腺癌，包括触诊阴性（摸不到肿块）的乳腺癌。乳腺 X 线摄影检查是目前发现乳腺钙化最敏感的技术。乳腺 X 线上乳腺钙化表现为高密度影，呈现为小白点状改变。

乳腺钙化灶按照大小可分为粗钙化和微钙化，按照形态可分为点状、不定形、多形性、短棒状和分支状，按照分布可分为散在、弥漫、节段和成簇分布。其中，粗钙化（包括空心钙化）通常发生于良性病灶；散在分布的钙化无论是粗钙化还是微钙化均为良性钙化；弥漫性分布的微钙化若无局部成簇，通常也是良性病变。节段性和成簇分布的短棒状、分支状微钙化需考虑恶性可能，恶性风险在 90％ 以上，多为导管原位癌或浸润性导管癌。

一旦体检查出乳腺钙化，要清楚以下这几点：①乳腺钙化中大多数是良性的；②分析其性质需结合大小、形态、分布、临床病史等信息；③恶性钙化需要积极处理，良性钙化及可能良性钙化可以随访复查。乳腺 X 线摄影上不同特点和性质的钙化病变需区别对待，拿到诊断报告后，要找医生仔细分析，认真对待，根据具体情况做出处理，不必过分紧张。

难以定性需做磁共振

有些受检者在发现可疑征象后，被医生建议进一步行 MRI 检查。MRI 检

查具有很高的软组织分辨率,乳腺 MRI 检查在乳腺病变检出方面具有极高的敏感性,阴性预测值很高,接近 100％。当前,乳腺 MRI 主要应用于以下几个方面:乳腺癌早期检出和早期诊断;乳腺病变的鉴别诊断,主要是乳腺 X 线检查和超声检查难以定性者;乳腺 X 线检查和超声检查为阴性或良性,而临床高度怀疑为恶性者;乳腺肿瘤术前局部分期评估,包括肿瘤大小、境界、腋下及内乳区淋巴结状况等;乳腺癌新辅助治疗后疗效评估;隐匿性乳腺癌的寻找,譬如先发现腋窝淋巴结转移者,检查乳腺是否存在乳腺癌;乳腺假体植入术后随访;引导乳腺病灶活检。

部分患者要做活检

体检中发现的乳腺钙化,有很大一部分是触诊阴性。触诊阴性的乳腺病变是指临床触诊体检为阴性而在乳腺影像检查上发现的病变,其中有部分为早期乳腺癌。由于只在影像上显示了乳腺的异常,术前诊断只能依赖影像检查,术中仍然需要影像进行引导。目前,针对乳腺触诊阴性的病灶,临床处理原则是影像定位下乳腺病灶活检,取出标本供病理学检查。获得病理学诊断结果后,临床医生根据此结果进行处理;在影像技术的引导下放置定位钩丝,引导外科医生切除可疑病变,切下的标本经乳腺 X 线摄影检查,证实是否为可疑钙化灶等而需要切除。

BI-RADS 分类显示良恶性

乳腺影像检查的报告结论中常出现 BI-RADS 的分类,患者对此不甚了解。其实,BI-RADS 分类是美国放射学院的乳腺影像报告和数据系统的首字母缩写。BI-RADS 分类共分为"0～6"7 个类别。

(1) BI-RADS 0 类:当前影像学资料不足以做出诊断,需进一步检查。

(2) BI-RADS 1 类:阴性。

(3) BI-RADS 2 类:良性。

(4) BI-RADS 3 类:可能良性,恶性风险＞0 但≤2％。

(5) BI-RADS 4 类:分为 4A、4B、4C 三类,恶性风险在 2％～95％。

BI-RADS 4A 类,恶性风险＞2％,但≤10％。

BI-RADS 4B 类,恶性风险＞10％,但≤50％。

BI-RADS 4C 类,恶性风险＞50％,但＜95％。

(6) BI-RADS 5 类,恶性可能大,恶性风险≥95％。

(7) BI-RADS 6 类:经活检证实的恶性病变。

　　针对具体的乳腺病变，不同影像技术会出现 BI-RADS 分类不同，需以敏感性和特异性最高的技术为准，譬如钙化病变，应当以乳腺 X 线摄影检查为准；囊肿性病变，尤其是很小的囊性病变，包括囊内乳头状瘤等，超声检查和 MRI 检查较优；对致密性乳腺中可疑非肿块样病变的检查，MRI 检查最敏感。

（汪登斌）

○ 摘编自《健康报》2016 年 6 月

—— 专家简介 ——

汪登斌

　　汪登斌，医学博士，主任医师，教授，上海交通大学医学院附属新华医院放射科主任，新华临床医学院医学影像学教研室主任。上海市卫生系统"优秀学科带头人"。在乳腺及腹部影像学方面具有较深的造诣。

十二、每年做乳腺 X 线摄影检查的利益风险比

乳腺癌是最常见的女性恶性肿瘤。迄今为止,乳腺癌的发病原因尚不清楚,可能与两类因素有关。一类非电离辐射因素,如遗传因素(母亲或姐妹患乳腺癌)、不健康的生活方式(缺乏锻炼、工作压力大)等;另一类为电离辐射因素。研究认为,乳腺是对电离辐射致癌活性较敏感的组织,而电离辐射的效应有累加性,多次小剂量照射或一次大剂量照射,均是诱发乳腺癌的不利因素。

目前,对乳腺癌仍缺乏有效的医学预防手段,因此,乳腺癌筛查是实现乳腺癌早发现、早诊断和早治疗的重要预防手段。经典的乳腺癌筛查包括 3 项内容:乳腺 X 线摄影检查、临床乳腺检查和乳腺自我检查。公认的观点是,乳腺 X 线摄影检查能够早期发现乳腺癌,提高治愈率,增加保乳手术机会,减少术后辅助治疗,节省医疗费用,提高患者生活质量。为此,国际上多家癌症研究机构和组织均建议:40 岁以上女性应每 1~2 年进行 1 次乳腺 X 线摄影筛查。

一次检查辐射剂量仅相当于一个半月天然辐射剂量

乳腺 X 线摄影作为一种电离辐射检查,它对人体辐射大吗?我国妇女的乳腺较小,检查所用的辐射剂量也较小,平均每侧乳腺组织吸收剂量约为 2.5 毫戈,相当于 0.3 毫希的当量剂量。此外,其他检查对乳腺组织也有一定的辐射剂量。在对患者进行胸部 CT 检查时,乳腺组织的平均吸收剂量为 15.9 毫戈;心脏冠状动脉成像时,乳腺的吸收剂量范围是 50~80 毫戈;当乳腺位于照射野外时,比如腹部 CT 检查,乳腺的吸收剂量也有 10~20 毫戈,这些检查的辐射剂量均比乳腺 X 线摄影检查的辐射剂量高。

其实,日常生活的环境也存在天然辐射。这些天然辐射源主要包括:外照射,如宇宙射线、室内外地表层的 γ 贯穿辐射;内照射,如放射性氡气体和食入天然放射性物质的辐射。据联合国原子辐射效应科学委员会估计,全世界人均天然辐射的剂量约为 2.4 毫希/年,我国人均剂量约为 2.3 毫希/年(0.19 毫希/月)。由此推算,一次数字化乳腺 X 线摄影检查的辐射剂量,仅相当于一个半月我国人均天然辐射剂量。

乳腺 X 线摄影筛查的利益风险比为 76.2∶1

从上面的分析中,我们知道数字化乳腺 X 线摄影检查的辐射剂量并不大。那么,这种剂量的辐射会给我们带来怎样的影响呢? 美国科学家通过一系列研究,最后得出:人体每接受 10 毫希的辐射剂量,会增加 1/1 000 的患癌概率。

加拿大科学家根据这个模型计算出,如果一名妇女在 45 岁时接受一次 3.7 毫戈的数字化乳腺 X 线摄影检查,那么到她 70 岁时,患乳腺癌的风险增加了 0.19/10 万;如果这名妇女从 40 岁开始,每年接受一次 3.7 毫戈的数字化乳腺 X 线摄影检查,到她 55 岁后每隔 2 年一次同样的检查,到她 74 岁,她个人的乳腺癌发病率增加了 86/10 万,此时,她的预期寿命缩短了 0.0014 年,相当于 12.6 个小时。但是,通过合理的筛查,降低了她患乳腺癌的死亡率,并能延长她的预期寿命 0.1067 年,相当于 39 天。综合考虑,乳腺 X 线摄影筛查的利益风险比为 76.2∶1。显然,乳腺 X 线摄影对人们来说是利大于弊。

需要强调的是,任何方式的 X 线检查,受检者在获得 X 线检查带来的利益的同时,也承受了不同程度辐射致癌的风险。因此,为了预防癌症的发生,我们还是提倡大家远离射线,避免不必要的剂量照射。研究证实,辐射致癌的危险度与受检者所受 X 线辐射剂量存在一定的关系,即受照剂量越大,辐射致癌的风险越高。在接受有辐射的检查前,大家先要衡量利害关系,再决定是否接受检查。

(胡晓欣　顾雅佳)

—— 专家简介 ——

顾雅佳

顾雅佳,医学博士,主任医师,复旦大学附属肿瘤医院放射诊断科副主任。上海市中西医结合学会乳腺病专业委员会副主任委员,上海市医学会放射学专科分会乳腺学组组长,上海市抗癌协会肿瘤影像专业委员会秘书长。

十三、老年乳腺癌的特点和影像检查

医生看着出现在电脑屏幕上的一位 79 岁的老太太的乳腺 X 线图像，深深地叹了一口气。回头看着她的女儿，医生只说了一句："太晚了！"她女儿喃喃低语："妈妈说一点也不痛，就是鼓了个包，自己去找了一点膏药外敷，怎么越敷越大，连胳肢窝也肿起来了，也不先跟我们说一说……"

随着生活方式的改变，我国乳腺癌的发病率也逐年升高，在城市地区，乳腺癌已经成为女性恶性肿瘤发病率第一的疾病病种。随着老年人口的增多，乳腺癌在老年人中检出的比例也在升高。

老年乳腺癌有哪些表现特点

首先，老年人绝经多年，她们的乳腺受性激素的影响减小，但是，乳腺癌发病因素影响并未突然减少。文献报道，荷兰每年增加的乳腺癌病例中约 30％ 是 70 岁或更大年龄的老年女性，随着乳腺癌诊断的日益增多和人口老龄化，这个比例还将进一步升高，预计到 2035 年提高到 60％。另一方面，老年人乳腺组织退化，使得乳腺内部结构发生变化，脂肪相对增多，更有利于乳腺 X 线摄影检出乳腺病灶。同时，也避免了在磁共振成像中过多的乳腺组织强化对乳腺癌病灶遮掩，有利于微小乳腺癌病变的检出。

其次，与中青年乳腺癌不同，老年乳腺癌相对发展较慢。文献报道 50～70 岁年龄组乳腺癌的倍增时间（肿瘤体积增大一倍所花的时间）平均为 157 天，长于 50 岁以下年龄组的 80 天，短于 70 岁以上年龄组的 188 天。

第三，老年人身体机能随着年龄增加而逐渐减退，患乳腺癌的同时往往合并其他疾病。一组对 9 766 例绝经后女性乳腺癌持续 5 年余的观察，发现有 1 043

例死亡。其中，在包含乳腺癌、糖尿病、高血压等所有疾病的致死原因中，由乳腺癌导致的死亡率随着年龄增加而相对降低，说明很多患乳腺癌的老年人最后死亡原因不是乳腺癌，而是死于其他伴发疾病。但是，统计也表明，不考虑其他伴发疾病，单就乳腺癌所致病因而言，死亡率则随年龄增加而增加。同时，乳腺癌的复发率也随年龄增加而增高。显然，年老体弱，其他合并的疾病较多也是老年乳腺癌的一个特点，导致老年乳腺癌的治疗受到多方面限制。

第四，由于受到"乳腺癌必须触及乳房肿块"和"不痛不痒的肿块不碍事"的错误观念的影响，部分老年乳腺癌就诊比较迟。部分老年人行动不便、经济困难，不愿给子女增添麻烦等，也导致就诊较晚。还有部分老年人自己发现乳房肿块后不去正规医院诊断，自行使用活血化瘀的外敷药物或局部按摩治疗，导致肿瘤提早扩散。这些老年乳腺癌的病例在初诊时影像检查就发现病灶较大，侵犯范围广，腋窝淋巴结肿大，甚至有远处转移。

如何能够发现老年人的乳腺癌

加强正确的乳腺癌预防知识的宣传，提高妇女的自我保护意识，尤其是关爱相对处于弱势的老年妇女。在有条件的地区、单位或社区开展乳腺癌的普查是非常重要的。

影像检查是检测乳腺癌的重要手段，可以发现没有自我感觉和医生触诊不能触及的早期乳腺癌。常用的影像检查是乳腺 X 线摄影、超声和磁共振成像（MRI）。

乳腺 X 线摄影俗称"钼靶"检查，其放射线量非常小，符合安全要求。分为诊断性乳腺摄影和筛查性乳腺摄影。诊断性乳腺 X 线摄影是为了给具有乳腺疾病临床表现的病例提供更多信息。筛查性乳腺 X 线摄影是指 40 岁及以上年龄的健康人群，每 1～2 年定期进行的，以发现乳腺癌为目的的放射性检查。发现可疑之处，应进一步检查或处理。

特别提醒

鉴于平时工作中所见老年乳腺癌也不少的现状，建议 60 岁以上的老年人每年请医生触诊体检乳腺，每 2 年进行一次乳腺 X 线摄影检查。

老年乳腺癌的影像检查有哪些

老年乳腺癌与中青年乳腺癌在 X 线表现上并没有什么不一样。乳腺 X 线摄影可以辨认小至 2 毫米范围内分布的针尖大小的恶性钙化，也能观察到乳腺癌所致的肿块、非对称致密、结构扭曲及其他征象，结合临床，医生便可以对乳腺癌做出诊断，或与其他疾病进行鉴别诊断。

乳腺超声包括普通超声和彩色多普勒超声，是另一种检查乳腺的重要手段。无放射线是其优点，可以观测到乳腺肿块，区分是含液还是实体性，结合多普勒超声还可判断病变的血流状态，特别适用于致密性乳腺的检查。缺点是不能发现很多肿块尚未形成的病变。

乳腺磁共振成像（MRI）是乳腺 X 线摄影的重要补充，尤其是对致密乳腺、放置了假体的乳腺、确定肿瘤侵犯范围、判断术后瘢痕或肿瘤复发、了解肿瘤治疗后效果具有重要的价值。

有研究表明，对于 75 岁及更大年龄的老年乳腺癌采用 X 线摄影可以更早期得到诊断，更少采用复杂的治疗，存活率也更高，优于依靠临床医生触诊体检及患者自检发现的乳腺癌。近年兴起的乳腺 X 线断层融合、对比增强能谱乳腺 X 线摄影技术，以及超声、磁共振成像的一些新技术都正运用于老年乳腺癌的实际诊治过程中，是广大老年妇女的福音。

（何之彦）

—— 专家简介 ——

何之彦

何之彦，上海交通大学附属第一人民医院放射科主任医师，中华医学会放射学分会乳腺学组委员，上海市医学会放射学专科分会委员、乳腺学组副组长，上海市医学会视听教育技术专科分会常务委员，上海市放射诊断技术质控中心专家委员会委员，上海市司法鉴定专家委员会委员。

十四、X线摄影筛查乳腺癌：3D和2D哪个好

徐女士最近要参加单位体检，听说现在有更先进的乳腺三维成像检查，她也想试试，那么究竟什么是乳腺三维成像呢？它和传统的乳腺X线摄片比较有什么优势呢？

乳腺三维摄片，其专业名称是数字乳腺断层摄影或数字乳腺断层合成X线成像（DBT），是近年来才应用于临床的一项乳腺X线摄影检查新技术。首台数字乳腺三维断层摄影系统在2011年经美国食品和药物管理局批准上市，应用于乳腺癌筛查及乳腺疾病诊断。这种新型的乳腺断层摄影系统可以从不同角度对乳腺进行快速投照采集，并将所获得的投影重建为三维影像，因而称为"3D乳腺X线摄影"。而早期的屏/片乳腺X线摄影及目前广泛使用的数字乳腺X线摄影，由于其成像获得的是简单投影叠加图像，故被称为2D乳腺X线摄影。

2D乳腺X线摄影是目前乳腺癌筛查的主要检查手段，但是对于致密型腺体，X线穿透性较差，正常腺体组织与高密度病变重叠在一起，容易导致漏诊。另外，致密型腺体的组织重叠还导致较高的假阳性率，部分参加筛查的妇女会被要求进一步行乳腺X线检查、超声检查和（或）活检。而3D乳腺X线摄影可以显示一个很薄的组织平面，减少了乳腺组织与病变重叠造成的干扰，更容易发现病变，并且使病灶的形状和边缘显示更加清晰，降低了漏诊率和因假阳性而导致的召回率，也减少了受检者不必要的焦虑。同时，3D乳腺X线摄影由于采用的是断层合成技术，因此无需像传统2D乳腺X线摄影那样过分挤压乳腺，也相对减轻一些患者因检查时的压迫而产生的痛苦。

3D乳腺X线摄影较传统的2D乳腺X线摄影具有更大的优势，但仍然存在一定局限性，主要是射线剂量问题。但目前可通过改进3D成像处理方式（如小

角度成像模式或重建合成2D图像)从而降低辐射剂量，使3D乳腺X线摄影与2D摄影总体剂量相当。而近期欧美国家已有前瞻性研究提示了3D乳腺X线摄影在乳腺癌筛查中的可行性。

虽然目前3D乳腺X线摄影在国内的乳腺癌筛查中应用得并不多，但对比传统乳腺X线摄影的优势，尤其对于以致密型乳腺居多的亚洲女性来说，它向我们展示了广阔的应用前景。

（华　佳）

—— 专家简介 ——

华　佳

华佳，上海交通大学医学院附属仁济医院放射科行政副主任，主任医师，现为上海市医学会放射学专科分会乳腺组副组长，上海市中西医结合学会放射影像分会委员。对神经系统、泌尿系统、足外伤性病变及消化系统疾病的影像诊断有较系统的学习及研究。

十五、乳腺病变 MRI 导引下真空辅助活检的意义

45 岁的王女士因为有乳腺癌的家族史，每年都认真做乳腺体检（包括乳腺 X 线摄影、彩超和乳腺 MRI）。今年的体检结果出来了，乳腺 X 线摄影和彩超检查都没发现异常，但是乳腺 MRI 发现非肿块样异常强化，诊断分类为 BI-RADS 4 类。医生告诉她有可能是恶性病变，她很着急，像这样乳腺 X 线摄影和超声都看不到的病变，该怎么办呢？

乳腺 MRI 具有极佳的诊断敏感度，可发现临床触诊、乳腺 X 线摄影及超声阴性的乳腺病变。但临床实践证实，MRI 在乳腺癌的诊断上存在较高的假阳性率，对乳腺癌的诊断特异度为 37%～97%。为了鉴别仅 MRI 所发现乳腺隐匿性可疑病灶的性质，先前的做法为对照 MRI 图像复查超声，进而寻求在超声引导下进行活组织检查。然而，研究证实对照 MRI 图像复查超声发现病灶的概率仅为 25%。另外，即使复查超声或者乳腺 X 线摄影能够识别病灶，由于检查体位的改变所导致的乳腺软组织的移动，研究者也不能确定所看到的病灶即为 MRI 下识别的病灶。因此，在 MRI 发现乳腺隐匿性可疑病灶后，对其进行 MRI 导向下定位与活组织检查便显得尤为重要。

MRI 导向下的乳腺病灶定位与活组织检查技术自 19 世纪 90 年代始已开始在国外应用，近几年国内部分医院也已引进该类新技术。定位设备由体表标志物定向发展到计算机辅助的立体定向，活组织检查技术由空芯针活组织检查发展到真空辅助粗针活组织检查，定位的精确性和样本的质量在技术的更迭过程中不断提高。尤其是真空辅助旋切活组织检查技术，众多研究均表明其准确性可媲美外科手术活组织检查。目前，在国外，MRI 导引下乳腺病灶定位与活组织检查已发展成为具有乳腺 MRI 检查能力的医疗机构所必须具备的技术之一。

  MRI 导向下真空辅助旋切活检技术在准确性方面有着以下优势。首先,根据标记和乳腺病灶的相对位置由配套软件得出所对应的最佳穿刺栅格、穿刺孔道以及穿刺深度。真空辅助旋切活检对病灶定位精确性的要求不高,有研究证实位于取样槽附近的组织大部分都可以被真空抽吸所获取。其次,该技术能够保证样本量。一般认为粗穿刺针是 MRI 引导下穿刺活检较理想的选择。在实际操作过程中,2 厘米以下的病灶被完整地切除。这样,在患者病理随访为良性的情况下,就达到了微创手术切除良性病灶的目的。

  乳腺病变 MRI 导引下真空辅助活检具有以下适应证。

  (1) BI-RADS 评估为 4～5 类者,而超声和乳房 X 线摄影不能发现,首选 MRI 导引下真空辅助活检;不能进行真空辅助活检者可以 MRI 导引下定位,然后行手术切除活检。

  (2) 已确诊恶性且在同一象限内的病变,术前首先进行 MRI 导引下定位。

  (3) BI-RADS 评估为 3 类者,而超声和乳房 X 线摄影不能发现,患者焦虑,强烈要求活检,可以行 MRI 导引下真空辅助活检。

(李康安)

—— 专家简介 ——

李康安

  李康安,医学博士,上海交通大学附属第一人民医院南部放射科执行主任,上海市抗癌协会影像专业委员会乳腺学组组长。擅长早期乳腺癌、肺癌及前列腺癌的综合影像诊断及精准影像导引下的术前定位、活检及微创消融治疗。

十六、哪些情况下需要进行乳腺 MRI 检查

　　许多患者做完乳腺 X 线检查和（或）乳腺超声检查后，医生依然建议进行乳腺 MRI 检查，或者查体后直接进行 MRI 检查。而乳腺 MRI 费用较高，检查过程复杂，需要注射对比剂（有过敏风险），装有心脏起搏器、特定金属植入物等磁性物质者不能进行检查。相比乳腺 X 线及超声检查，MRI 显然有更多的禁忌和不便，但是它却日渐成为乳腺影像检查中的常规项目。那么，究竟是哪些情况需要行乳腺 MRI 检查呢？

　　（1）乳腺 X 线和超声检查对病变检出或确诊困难：对致密型乳腺以及乳腺 X 线和超声检查不能明确诊断的病变，MRI 可为检出病变和定性诊断提供有价值的依据，避免漏诊和不必要的活检。

　　（2）腋下淋巴结肿大，需判断乳腺内是否存在隐匿性乳腺癌：0.3%～0.8% 的乳腺癌仅表现为腋下淋巴结肿大，而临床和 X 线检查阴性，对于仅有腋下淋巴结肿大的患者，MRI 有助于发现乳腺内原发肿瘤，已有研究结果表明，80% 的病例可通过 MRI 检查检出乳腺内原发癌灶。

　　（3）乳腺癌术前分期评估：对于已诊断乳腺癌的患者来说，准确确定病变范围和明确有无多灶或多中心癌，对于外科医生选择合适的治疗方案至关重要，MRI 可为临床能否行保乳手术提供可靠依据。拟行保乳手术前行动态增强 MRI 检查，若发现了多灶或多中心病变，则由局部切除术改为全乳腺切除术。动态增强 MRI、X 线摄影和超声 3 种影像检查方法对于多灶、多中心性乳腺癌诊断的准确性分别为 85%～100%、13%～66% 和 38%～79%。此外，对一侧已诊断为乳腺癌的患者，MRI 尚可成为诊断对侧是否存在隐匿性乳腺癌的一种有效的检查方法。已有研究表明，双侧同时发生乳腺癌的概率为 1%～3%，而非同时性对侧乳腺癌的发生概率更高，随着 MRI 对乳腺癌术前分期应用的增多，在对患侧乳腺检查的同时，对侧乳腺癌 MRI 检出率为 4%～9%。

　　（4）乳腺术后或放疗后患者监测：乳腺肿块切除术后或放疗后常出现进行性纤维化和瘢痕，引起乳腺正常结构的变形，在以后的随访中可导致临床触诊和 X 线检查的误诊，而 MRI 可提供有价值的诊断依据。如需对术后或放疗后的纤

维瘢痕与肿瘤复发进行鉴别诊断，通常建议在手术后或放疗后至少半年以上复查 MRI。

（5）乳腺癌高危人群普查：乳腺 MRI 检查已被公认为对于乳腺癌检出具有很高的敏感性，因此，可作为乳腺癌高危妇女常规的筛查方法，MRI 检查可以发现临床触诊、X 线或超声检查不能发现的恶性病变。乳腺癌高危人群包括乳腺癌 1 号或 2 号基因携带者、乳腺癌家族史、患有对侧乳腺癌或小叶原位癌。

（6）乳房成形术后患者随访：MRI 能准确地分辨乳腺假体与其周围乳腺实质的结构，观察假体位置、有无溢漏等并发症以及乳腺组织内有无癌瘤等，并被认为是评价乳腺假体植入术后最佳的影像检查方法。

（7）对乳腺癌新辅助化疗后的评价：对于局部晚期乳腺癌，术前化疗可以减小肿瘤负荷，从而使患者行保乳手术成为可能。MRI 可成为监测局部晚期乳腺癌对新辅助化疗反应的手段之一，如化疗有效，可表现为肿瘤体积的缩小和强化程度及速度的下降，表观扩散系数(ADC)值较前升高，总胆碱化合物峰下降。

综上所述，乳腺 MRI 检查优良的软组织分辨率、多序列多方位成像，能够更全面地评估乳腺结构及病灶，在某些方面弥补了乳腺 X 线和超声检查的局限性。

（柴维敏）

— 专家简介 —

柴维敏

柴维敏，上海交通大学医学院附属瑞金医院放射科行政副主任，副主任医师，硕士生导师，博士研究生毕业。上海市医学会放射学专科分会乳腺学组副组长，上海交通大学医学院附属瑞金医院乳腺疾病诊治中心多学科会诊专家。擅长乳腺疾病的 X 线、MRI 诊断与鉴别诊断。

十七、骨肿瘤各种影像检查方法有什么优缺点

骨肿瘤在人群中发病率约为 0.01％，约占全身肿瘤的 2％，近年来发病率有上升趋势。骨肿瘤分为良性、中间型和恶性。影像检查在骨肿瘤的诊断中占重要地位，对肿瘤治疗方案的选择和预后的评估尤为重要。基本原则包括首先判断骨骼病变是否为肿瘤，确定肿瘤的范围，进一步判断肿瘤的良、恶性，原发还是转移，尽可能判断肿瘤的组织学类型。

X 线片是骨肿瘤诊断的基础和首选的检查方法，一张优质的 X 线片基本上就能发现骨与关节的肿瘤性病变，可以评估病变的范围和侵袭程度。通过观察骨质破坏、增生、硬化或瘤骨的形态和类型，对病变做出定性诊断。但在骨质改变尚未造成一定密度差异时（如早期骨髓炎、肿瘤等），X 线片往往难以发现。X 线是二维图像，所摄部位的结构相互重叠，尤其位于颅底、脊柱和骨盆等部位的病变容易遗漏，因此初次 X 线检查阴性，而临床又不能排除有早期或隐性病变存在时，应定期复查或进一步行 CT、MRI 检查。

CT 显示的是断层解剖图像，避免了 X 线片的解剖结构的重叠，对病变的检出（尤其是颅底、脊柱、骨盆等部位的病变）明显优于 X 线片。CT 有良好的密度分辨率，能清晰地显示病变破坏的范围，发现 X 线片难以显示的淡薄骨化、钙化，更有助于肿瘤的诊断。CT 引导下肿瘤穿刺活组织检查是安全、创伤小、成功率高的肿瘤组织学诊断方法，目前已得到较广泛的应用。缺点是 CT 图像没有 X 线片直观，对骨髓和早期骨膜异常的观察与评价以及对软组织肿块与水肿的判定明显不如 MRI。

MRI 具有软组织分辨率高和多方位、多层面成像的优势。各种组织由于化学成分不同，其 MRI 信号强度也有高低，如脂肪、软骨、骨化或钙化、水肿、出血或血肿、坏死和囊变等有各自的信号特征，因此 MRI 能准确地显示肿瘤的部位、范围、软组织侵犯的程度、与毗邻组织和血管的关系，为术前骨肿瘤的分期和临床治疗的方案选择提供了可靠依据。对比剂增强和动态增强扫描有助于良、恶性肿瘤的鉴别和对肿瘤放疗、化疗后疗效观察。但 MRI 对组织内细微的骨化、钙化的辨识能力远不如 CT，不同组织的信号间有交叉重叠，对肿瘤的组织学定

性带来一定的困难。

骨显像是将放射性核素标记的化合物注入人体后，通过探测器对放射性核素进行追踪而获得的在全身骨骼分布的图像。骨显像敏感性高，可以早期探查到骨转移灶，通常可以比 X 线骨片提前 3～6 个月甚至更早时间；由于一次成像可以了解全身骨骼的情况，所以能够发现 X 线检查范围以外的病灶。骨显像最主要的缺点是特异性较差，几乎所有的骨病都会在骨显像上显示异常的放射性分布，因此难以仅根据骨显像图上孤立的局部放射性增高（或减少）区做出明确的骨病诊断。在区分放射性浓聚是肿瘤还是感染、外伤等比较困难，需结合病史及其他影像检查做出诊断。

典型骨肿瘤应用不多的影像检查方法即可明确诊断，但很多骨肿瘤影像表现为多样性而缺乏特异性，需要采用多种检查方法提高诊断准确率，必要时超声或 CT 引导下穿刺活检取得病理诊断。

（杨世勋）

—— 专家简介 ——

杨世勋

杨世勋，上海交通大学附属第六人民医院放射科主任医师、教授。历任放射科主任、放射教研室主任、顾问。曾任中华医学会骨科学分会委员，上海市医学会放射学专科分会委员、骨科学组组长，上海市司法鉴定协会专家组成员。

十八、良恶性骨肿瘤在影像学上该如何鉴别诊断

骨肿瘤影像学诊断首先应对肿瘤的良、恶性做出判别，其次是尽可能地做出组织学定性诊断，因此对肿瘤治疗方案的选择和预后的评估非常重要。骨肿瘤的影像表现复杂、多变，有共性的表现，也有特征性的改变，诊断时一定要仔细观察和认真分析其影像表现。

分析骨肿瘤的影像学表现通常从以下几方面着手。

（1）骨质破坏类型：地图状骨质破坏是良性肿瘤最常见的破坏方式，病灶与正常骨之间有清楚的界面。虫蚀样或渗透性骨质破坏是恶性肿瘤最常见的破坏方式，骨破坏区与正常骨互相交叉混杂在一起，没有很清楚的边界，也可为多发性溶骨性破坏融合而成，常累及皮质。关节软骨是骨肿瘤浸润关节的一道屏障，肿瘤很少直接破坏关节软骨、侵袭关节，关节腔受累更常见于炎症而不是肿瘤。

（2）骨膜反应的形态：骨膜反应形态取决于病变对骨膜刺激的强度和时间的长短，实性骨膜反应常见于对骨膜刺激小或病程长的良性病变；单层骨膜反应多见于骨良性病变，多层状骨膜反应在良恶性病变中都可发生；日光放射状骨膜常见于迅速生长的恶性肿瘤；中断状骨膜反应提示新生骨膜又被肿瘤破坏并突破骨膜向外浸润，是恶性肿瘤常见的表现。

（3）周围软组织变化：恶性骨肿瘤常穿破骨皮质、骨膜侵入软组织形成软组织肿块，良性肿瘤一般无软组织肿块，仅表现为软组织推移。骨炎症性病变引起的软组织肿胀常呈弥漫性，软组织的层次模糊、无明确的边界，MRI 在区分肿瘤性软组织肿块与软组织肿胀方面有很高的价值。

（4）肿瘤基质的骨化和钙化：肿瘤基质的骨化和钙化的形态能间接地反映肿瘤的组织学来源，积云状、象牙状、团块状骨化常见于成骨性肿瘤。环状、弓状、斑点状、点彩状钙化是成软骨性肿瘤的特征。毛玻璃样基质往往提示肿瘤为纤维源性，如纤维结构不良等。

（5）患者的年龄：骨肿瘤的发生有非常明显的年龄倾向，5 岁以前的恶性骨肿瘤大多是转移性神经母细胞瘤，5～19 岁为骨肉瘤和尤因肉瘤的好发年龄段，90％以上的巨细胞瘤发生在 20 岁以后，软骨肉瘤、纤维肉瘤、恶性纤维组织细胞

瘤、造釉细胞瘤、淋巴瘤和脊索瘤大多发生于 30 岁以后，40～50 岁以后的中老年人以转移性癌、继发性骨肉瘤和多发性骨髓瘤最常见。

（6）肿瘤的部位：干骺端是许多良、恶性病变的好发区域，如骨肉瘤、骨母细胞瘤、骨软骨瘤等，长骨骨端或骨骺是巨细胞瘤和软骨母细胞瘤的经典部位。尤因肉瘤、淋巴瘤、骨髓瘤、纤维结构不良、造釉细胞瘤等好发于骨干。中轴骨是骨转移性肿瘤、骨髓瘤、血管瘤好发部位。

（杨世勋）

○ 摘编自《现代医学影像学》2017 年

CHAPTER TWO

问 名 医

乳｜腺｜肿｜瘤｜

1. 常用的乳腺影像检查方法有哪些

一对母女因为家里有乳腺癌患者，拿着她们外院所拍的乳腺 X 线片来求诊。母亲 56 岁，已经停经，女儿 29 岁，都没有乳房异常症状。医生追问家族史获知家里的乳腺癌患者是母亲的表姐，最近刚刚被查出乳腺癌，是绝经后的女性。

因为不是一级亲属，并且母亲的表姐是绝经后乳腺癌患者，所以这对母女并不是高危人群。母亲 56 岁，已经有乳腺癌影像体检的必要了，可以选择乳腺 X 线和超声联合检查的方法。而 29 岁的女儿则没必要做乳腺 X 线检查。

乳腺 X 线检查适用于年龄超过 40 岁的正常人群的乳腺癌筛查，或年龄超过 30 岁且体检发现可疑病灶的人群检查，而孕妇、哺乳期妇女则一般不建议采用这个检查方法。

乳腺超声检查适合任何年龄段的人群，常常可以与 X 线检查联合进行。这主要与其所显示病变的优势与 X 线不同，正好可以相互弥补有关。

乳腺 MRI 检查主要用于以下几个方面：对 X 线和超声检查后怀疑的病灶做进一步的影像性质判断；对确诊的乳腺癌行手术前分期评估；对腋下淋巴结穿刺或活检证实为癌的患者寻找乳腺内的可能原发灶；局部进展期乳腺癌新辅助治疗疗效的评估；保乳手术患者术前评估及术后随访；高危人群乳腺癌筛查手段；置入假体后的乳腺评估；对仅 MRI 显示异常的病变行 MRI 引导下的定位活检。

每一种影像检查的机制不同，都有其优势和不足的地方，几种技术的联合应用能最大限度地显示病灶性质和范围。

（顾雅佳）

2. 乳腺 X 线检查技术新进展有哪些

近年来,乳腺 X 线摄影已演化出多种更先进的技术手段,主要包括数字乳腺断层融合成像(DBT)和对比增强数字乳腺 X 线摄影(CEDM)。前者通过多角度连续采集图像,通过重建获得 1 毫米厚的断层图像,可解决传统 X 线检查存在的腺体和病灶重叠现象,致使病灶更容易检出并判断性质;后者通过注射碘对比造影剂获得高能量和低能量减影图像,以及如常规 X 线摄影图像的低能图像,可解决腺体和病灶对比度低的问题,并通过对增强图像和低能图像这一对对应图像的解读,更好更早地检出可疑病灶。

这两项技术在国外的临床应用中已获得很好的效果,在中国也正在部分医院中投入临床应用,相信会给中国女性健康带来更多福音。

(顾雅佳)

3. 一般女性如何安排乳腺癌筛查

目前,乳腺检查的措施主要有以下几种:去医院接受临床医生检查、自我检查以及常用的乳腺影像检查(钼靶、超声检查和磁共振检查)。

临床体检是由医生进行的乳腺检查,能够作为乳腺影像检查的补充,而自我检查是由女性自己对乳房进行检查,需以提高女性对自身乳腺健康的关注和防癌意识为基础,由医生具体指导。

一般女性是相对高危女性而言的,如果家族里没有明显的绝经前乳腺癌患者、男性乳腺癌患者、卵巢癌患者,并且年轻时胸部没有接受过放射治疗,家族里患癌人群也不多的情况下,可认为自己是一般女性。

乳腺癌在一定的年龄范围内比较高发,因此一般女性群体的乳腺癌筛查策略也依据年龄不同而有所调整。

(1) 20～39 周岁:不推荐对该年龄段一般女性进行乳腺癌筛查,可以进行定期自我检查。

(2) 40 岁以上:建议绝经前女性选择月经周期第 2 周自我检查,每 1～2 年进行 1 次乳腺 X 线检查,并联合临床体检。致密型(多腺体、无对比型)乳腺女性建议同时联合超声检查,必要时在医生指导下联合 MRI 增强检查。

(3) 绝经后:每个月定某一天自我检查。

与欧美女性乳房脂肪丰富不同，亚洲女性乳腺腺体丰富而致密、脂肪较少，缺乏天然对比度，同时致密型乳腺患乳腺癌的风险更高，因此联合乳腺 X 线摄影和超声检查的筛查对东方女性乳腺癌筛查价值更大。

（郝　强）

── 专家简介 ──

郝　强

郝强，医学博士，海军军医大学附属长海医院影像医学科副主任医师、副教授。上海市介入治疗质控质量中心秘书，上海市中西医结合学会介入放射学分会常务委员、副秘书长，上海市医学会放射学专科分会乳腺学组委员，上海市抗癌协会肿瘤影像学分会乳腺学组及盆底学组委员。擅长腹部、乳腺疾病影像诊断及脑功能磁共振研究。

4. 为何已经做了乳腺 X 线摄影还要做其他检查

不少患者困惑，做完乳腺 X 线摄影后，临床医生依然建议他们要做乳腺超声和（或）乳腺 MRI 的检查，是不是过度医疗呢？

其实不然。乳腺 X 线的优势在于可观察到小于 0.1 毫米的微小钙化点及钙化簇，是早期发现、诊断乳腺癌的最有效和可靠的方式之一，尤其对于临床不可扪及、以微小钙化簇为唯一表现的早期乳腺癌具有重要诊断意义。但也有其局限性：其敏感性受腺体密度的影响，对致密型乳腺敏感性仅为 50%～68%，易漏诊病灶。对乳头乳晕区或深位、腺体尾部病变易误诊或漏诊，对近胸壁病变难以显示。而超声对于致密型乳腺的病变显示较好，易于鉴别病变的囊实性，且层次清晰、定位准确，而且可以从多个切面、多种角度、多个方位观察乳房的结构，对病灶进行连续观察，并可判断病变侵犯的深度。但超声诊断的假阳性率较高，对细小钙化及肿块的毛刺征的显示不如 X 线检查，且对操作者的依赖性较大。

MRI 对于软组织分辨率高，多参数、多序列、多方位成像，能完全显示多中心、多灶性乳腺癌，对胸肌筋膜、胸壁、胸骨以及腋下淋巴结的显示优于 X 线检查，能为乳腺癌术前准确分期提供可靠的依据，对乳腺癌治疗方案的选择具有实用的临床价值。对于 X 线显示欠清的部位，如乳晕后区、乳房深部接近胸壁以及腋尾部的病变，MRI 均可清晰显示，对于导管病变的显示较 X 线摄影更有优势。并且乳腺 MRI 动态增强扫描的时间信号曲线及弥散加权成像的表观扩散系数(ADC)值对于病灶的良恶性鉴别具有重要价值。

以上 3 种乳腺影像检查各有其优缺点，且可以互相弥补不足，做了乳腺 X 线摄影再做超声检查和(或)磁共振检查并不是过度医疗。

（柴维敏）

5. 什么情况下需要做乳腺 X 线引导下活检

部分乳腺术前患者会被告知行 X 线引导下定位、活检，许多人困惑这个有创操作是否有必要，为什么有人要做有人却不要做，到底什么情况需要定位、活检？

对于 X 线可见、临床不可触及的亚临床病灶，以往国内多采用大范围区段切除手术。这种传统手术因为没有引入导丝定位技术，只能依据 X 线二维目测法定位，对于部分乳房松弛、乳房活动度大的患者，摄片过程中乳房受挤压移位，病变位置难以确定，易导致术前判断失误，术中不能准确切除病灶，达不到手术的目的。且这种情况即使将病灶切除，但因标本组织量大，病灶微小，导致病理取材困难，易造成假阴性结果，影响诊治。

X 线引导下导丝定位是 X 线引导下可视的定位技术，可准确判定病灶位置并以倒钩型导丝定位，引导术者将病灶准确切除，且导丝尖端即位于病变核心，病理取材精准，诊断准确率提高。因此，X 线引导下定位可以提高手术的精准性、避免第 2 次手术。

乳腺 X 线引导下的活检手术是一种比较新的技术，只需局部麻醉就可以在 X 线引导下精准地获取 X 线片所示病变局部的乳腺组织，从而可以明确该病变的病理诊断。这项操作不需住院，在门诊即可以完成，风险小、恢复快、活检伤口小，不影响乳腺外观，对乳腺结构影响小，不影响以后的随访复查。对于活检结果病理诊断为恶性的患者，该操作可以获得足够的病变组织，在病理上可以明确病灶的分型及免疫组化特征，对于协助临床医生确定患者的进一步诊治方案有极大的帮助。

（柴维敏）

6. 乳腺肿块定位与活检导引究竟是 X 线好还是超声好

并不是所有乳腺肿块都需要术前定位的，但对于那些临床无法触及或较小的肿块，可能会出现手术中无法确认肿块的位置，此时就需要做术前定位。术前定位是指通过各种可视化的影像检查，明确病灶的位置，放置定位针，便于手术时迅速、准确地找到病灶。乳腺病灶活检则是在影像检查导引下直接穿刺一根细针到达病灶，取得少量的病灶组织交给病理科医生在显微镜下判断病灶性质。

相较西方女性，我国女性乳腺脂肪相对较少、乳腺显示更为致密，尤其是年轻女性更为明显。由于致密的腺体较厚、不利于 X 线穿透，所以一般不建议对 40 岁以下、无明确乳腺癌高危因素的妇女进行乳腺 X 线检查，选择超声进行定位较为适宜。超声定位具有以下优势：①图像实时、动态显示，便于医生观察；②操作灵活，包括较深层面、贴近肋骨的病灶或靠近腋窝的病灶均可方便定位；③乳腺位于体表、活动度大，体位不同，病灶的位置会产生些许改变，超声检查以仰卧位为主，与手术时体位相仿，利于术中寻找病灶。

但是有些乳腺病变，特别是某些早期乳腺癌，仅仅在 X 线上表现为极细小的钙化灶。超声常常无法显示此类病灶，因此对于这类病灶通常建议使用 X 线导引下进行定位或者活检。乳腺 X 线定位是通过计算机计算进行三维立体定位，区别于超声的二维定位，可以极大提高定位的准确率。但这种操作也存在一些缺点，因为 X 线定位需要对相应乳腺区域进行压迫，如果病灶位置过浅或过深，或者位于腋下的病灶，由于压迫对病灶的作用有限，常常使这些区域的定位活检发生困难。当然 X 线定位活检有一定的射线，也是其不利之处。

目前，部分医院也在磁共振引导下做乳腺定位与活检，对于一些不容易在超声及乳腺 X 线中发现的病灶具有很大的优势。但相对来说费用比较昂贵、耗时较长、用到的器材都要做到特殊的磁兼容、对医生及手术设备的要求更高，这类方法尚未在多数医院中全面普及。

总体而言，影像引导下乳腺病灶定位的选择，需要医生综合患者及医院条件等各方面因素综合考虑，最常用的仍然是超声或者 X 线。

（叶 雯 袁 敏）

—— 专家简介 ——

袁 敏

袁敏，医学博士，副主任医师，复旦大学附属公共卫生临床中心主任兼介入科主任。中华医学会放射学分会介入专业委员会肿瘤介入学组委员，中国抗癌协会肿瘤介入专业委员会青年委员、肝癌专业委员会委员，中国研究型医院学会感染与炎症影像专业委员会副主任委员兼秘书长，上海市抗癌协会实体肿瘤聚焦诊疗专业委员会委员等。

7. PET-CT 在乳腺癌患者检查中有什么作用

PET-CT 又称正电子发射计算机断层成像,是正电子发射和计算机断层有机地一体化组合而成的功能分子影像成像系统。这种影像技术是目前影像诊断中两种最具特色的技术"功能显像"PET 和"形态显像"CT 的组合。这个技术目前虽不作为乳腺癌患者常规影像检测手段,但两种显像技术优势互补,可作为常规检查后有利的补充检查方法。

PET-CT 在评估乳腺癌淋巴结转移方面有较好的特异度和较高的阳性预测值;对全身远处转移情况也有重要的临床价值;对乳腺癌患者选择合适的手术方案有指导意义;能够客观准确评价乳腺癌新辅助化疗的治疗效果,并对后期治疗方案的确定具有深远意义。

PET-CT 辐射剂量的多少由受检者体内注入的显像剂剂量的多少及接受CT 扫描的时间长短决定,全身 PET-CT 检查一次所接受的辐射量略大于一次胸部 CT 扫描。在短时间内辐射能引起恶心呕吐,白细胞减少等症状的辐射量为 1 000 毫希,由此比对,显然一次 PET-CT 的辐射剂量是不会对人体造成伤害的。

PET-CT 注入体内的显像剂通常在检查后 2 个小时为一个半衰期,经过物理衰减和生物代谢两方面作用,在受检者体内存留时间很短。PET-CT 作为一次性完成对全身病灶的检查,检查全身各个部位,全面无死角,避免了漏诊、误诊的情况出现,同时 PET-CT 检查作为无创伤检查,对人体不会造成任何的伤害,广大的受检者可以放心接受。

(邹薇薇)

8. 影像上提示乳腺结节就一定是乳腺癌吗

现在,由于乳腺癌的发病率逐年增高,越来越多的女性朋友重视乳房的定期检查。有一部分人在乳腺超声检查或乳腺 X 线检查的报告中看到"结节"一词时常常非常紧张,直接把乳腺"结节"与乳腺癌划上了等号,其实并不需要如此。

乳腺结节并不是疾病的诊断,是一种含糊的影像描述名词或是一种临床表现,是对乳房肿块通俗、委婉的说法,它是描述在乳房内出现了肿块样的形态学改变。结节可以是良性的增生结节、纤维腺瘤、囊肿、乳腺炎,也可以是恶性的乳腺癌。在医生的触诊、乳腺超声、X线检查及磁共振检查中都会对这一"结节"给出一个倾向性的诊断,并由此建议受检者或随访复诊或进一步检查或手术处理,最后的权威裁定则是由病理科医生来完成的。

当大家看到"结节"一词时先不要慌张,更不要以为就是乳腺癌,而是要遵从医嘱完善相关的影像检查(超声、X线摄影、磁共振等)来评估结节的良恶性,最终也可能需要手术后的病理来确诊。

(陈 洁 华 佳)

9. 乳腺 X 线摄影报告里"乳腺纤维腺体致密"是什么意思

现今,乳腺 X 线摄影检查的普及率非常高,是乳腺疾病诊断及乳腺癌筛查的首选影像检查方法。诊断报告里经常会看到的"乳腺纤维腺体致密"是什么意思呢?

首先,了解下乳腺的构成和 X 线片上的表现。乳腺是由腺体、导管、纤维支持结构(三者合称"纤维腺体组织")及它们之间的脂肪组织构成。在乳腺 X 线片上,纤维腺体组织呈现为"白色",脂肪组织呈现为"黑色"。

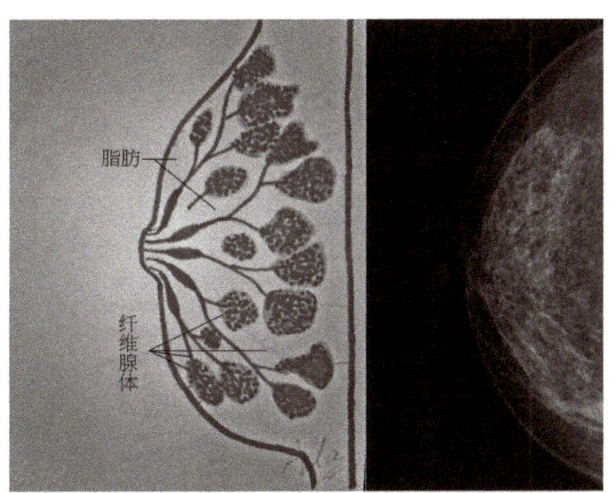

▲乳腺的构成(左图)和 X 线片上的表现(右图)

根据乳腺内纤维腺体含量的多少,美国放射学院乳腺影像报告和数据系统将乳腺纤维腺体构成分成 4 型。a 型为脂肪型，b 型为散在纤维腺体型，c 型为不均匀纤维腺体致密型，d 型为极度纤维腺体致密型。

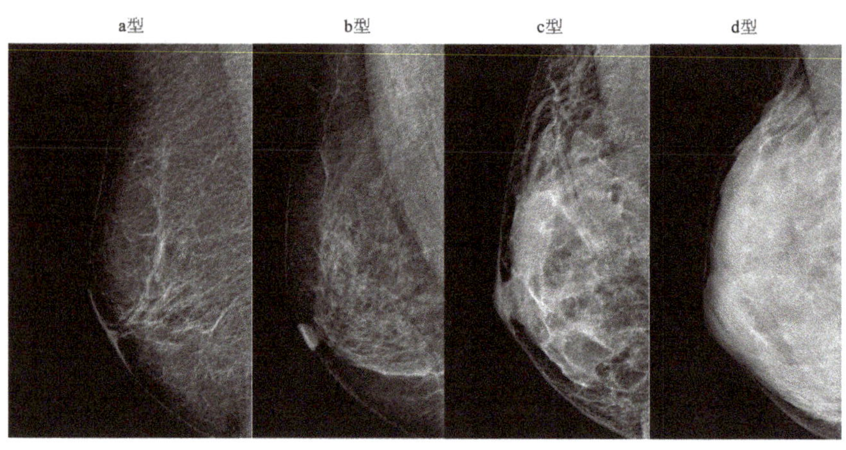

▲ 4 型乳腺纤维腺体

可以看出，随着乳腺内纤维腺体含量的增加，图像上"白色"部分占据的空间逐渐增加。其中 c 型(不均匀纤维腺体致密型)和 d 型(极度纤维腺体致密型)即为乳腺 X 线摄影报告中的"纤维腺体致密"。此时，图像上大部分区域呈现高亮的"白色"。这就对后续医生的诊断产生一定的影响，因为乳腺里的肿块在 X 线片上也是呈现出"白色"，在一片白色的背景里寻找白色的肿块，谈何容易，所以一些肿块就埋藏在正常的纤维腺体中显示不出了。

（赵秋枫）

—— 专家简介 ——

赵秋枫

赵秋枫，医学博士，上海中医药大学附属龙华医院副主任医师。中华医学会放射学分会分子影像专业委员会青年委员、中国中西医结合学会医学影像专业委员会青年委员、上海市中西医结合学会医学影像分会委员、上海市抗癌协会影像专业委员会乳腺学组委员。

10. 乳腺纤维腺体致密者该如何随访

当乳腺 X 线摄影的诊断报告提示"乳腺纤维腺体致密"时，接下来该做些什么呢？

　　首先，乳腺外科医生的乳腺专科体检是非常必要的，如果外科医生摸到有肿块或可疑的肿块，乳腺超声是首选的补充检查，近年来新型的数字乳腺断层摄影（DBT）也被证明是传统的乳腺 X 线摄影的很好补充。如果外科医生没有摸到异常，仍然建议超声作为补充检查，以便早期发现一些小病灶。同时，如果你是乳腺癌的高危人群，如你的一级亲属（妈妈、姐妹或女儿）在绝经前发现乳腺癌或卵巢癌，以往乳腺活检或手术为导管上皮非典型增生、小叶非典型增生、小叶原位癌，有过胸部放疗史，乳腺癌基因有突变等，则建议这些人群进一步行乳腺 MRI 检查。

　　已经发现乳腺纤维腺体致密了，下一次的乳腺癌筛查我们是不是就不要做乳腺 X 线摄影，而直接做超声或 MRI 检查了呢？答案是否定的！乳腺 X 线摄影仍是常规乳腺癌筛查的首选影像检查方法，并被证明可降低 40 岁以上妇女乳腺癌的死亡率。虽然纤维腺体致密会影响其对肿块的检出，但乳腺 X 线摄影对钙化检出敏感，并可发现结构扭曲等病变，是目前现有乳腺影像检查方法所无法替代的。

（赵秋枫）

11. 乳腺影像检查应该在月经周期的什么时间进行

　　绝经前女性的乳腺会随着月经周期中卵巢激素水平的变化而发生相应的改变，并对乳腺 X 线摄影及磁共振图像产生一定影响。

　　在月经周期的后半期（自月经开始之日算起的第 3～4 周），乳腺导管上皮增生、导管内分泌物聚集、小叶肿大、间质水肿，使得乳腺 X 线摄影图像上的纤维腺体密度增高（表现为白色部分增多增白），可遮盖一些小病灶（同样呈白色），降低病灶的检出率。同时，部分女性在此期间会感到乳房的肿胀及触疼。而进行乳腺 X 线摄影检查时需要使用压迫板将乳腺组织展开压扁。月经周期后半期乳房的肿痛不仅导致或加剧了检查时的不适，同时可能使得乳腺压迫程度不够，而增加了检查时 X 线的照射剂量并降低了图像的清晰度。因而，推荐绝经前女性在月经周期的前半期（自月经开始之日算起的第 1～2 周）进行。

　　对于 MRI 检查，绝经前女性建议在月经周期的第 7～14 天进行。乳腺 MRI 检查主要是依靠注射造影剂后病灶强化（图像上的白色部分）来发现病变的。而正常的乳腺组织也是会强化的，称为背景实质强化。如果正常的背景实质强化程度很明显，乳腺里布满白色的点点片片，同样是白色的病灶就会被掩盖了。背景实质强化的影响因素很多，检查所处的月经周期时期就是其中之一。在月经周期的第7~14天期间正常乳腺背景实质的强化程度最轻，从而可以更好地显示病变。

对于已经绝经的女性，乳腺X线摄影及MRI检查则没有特别的时间限制。同时，需要指出的是，乳腺X线摄影及MRI检查的时间选择应当在不影响临床诊断及治疗安排的前提下进行。

（赵秋枫）

12. 儿童发现乳房包块需要进行何种影像检查

发现儿童乳房或乳房区域包块一定要重视并及时就医。肿块发生在不同年龄段，其临床意义往往不同，临床影像学检查的手段自然也不尽相同。

新生儿无论男孩或女孩，由于受母体带来的雌激素影响，短期内可有乳房肿大且有乳核甚至乳头溢液，看似肿块，但其往往呈对称性改变而且皮肤外观正常，之后随着激素消退而退缩、变得正常，非对称性尤其对侧乳房缺如或伴胸廓畸形、面具面容（先天性面肌双瘫综合征）等改变则需考虑波伦（Poland）综合征。同时，若局部皮肤红肿甚至出现发热、皮肤破溃等现象，则多为乳腺炎，常需行超声检查。

儿童乳腺炎（新生儿乳腺炎、少年儿童期乳腺炎等）以新生儿发病率较高，是一种少见的胸部皮肤或软组织感染性疾病，女婴多见，多为单侧，多与患儿家属不适当挤压乳腺有关，也与细菌直接侵犯皮肤引起感染或直接接触感染患者引起感染有关。由于切开排脓对新生儿创伤大，并可致瘢痕形成而影响女婴成年后美观及泌乳功能，故而宜早发现、早诊断、早治疗。

青春期前，特别是8岁前的女孩出现乳房包块，无论对称性或非对称性，均应首先想到性早熟，查内分泌状态、骨龄及垂体MRI等。无论男孩女孩，无论在哪个年龄段，出现非对称性尤其单乳包块更要重视，在排除了波伦（Poland）综合征所致的对侧乳房缺如（非对称性的一侧乳房容易被看成包块）及胸大肌缺损、胸廓畸形等情况以后，一般需要超声甚至增强MRI或CT等影像检查。常见病变有乳腺病或伴纤维腺瘤形成、乳腺纤维腺瘤（包括幼年性纤维腺瘤、青春期纤维腺瘤等）、导管扩张症或潴留囊肿、幼年性乳头状瘤病、淋巴管瘤、皮样囊肿、血管瘤、丛状神经纤维瘤、婴幼儿纤维性错构瘤及原发、继发淋巴瘤、白血病乳腺浸润等。

影像检查的目的一方面判断病变是位于乳腺内还是外，另一方面可以帮助确定病变性质尤其是良恶性甄别，对恶性病变同时可以评估胸壁、肋骨以及肺内侵犯情况,此时的影像检查可以选择超声、MRI 和 CT 检查。三种技术各有其利弊,超声检查的个人技术依赖性强,且对深部尤其肺的侵犯判断往往不足。MRI 检查需要专用的线圈与长时间反复呼吸配合等要求,对年龄较小患儿可能需要在镇静情况下方能完成检查。CT 尤其是增强 CT,其扫描成像迅速,分辨率高,整个胸部均在成像范围内,能同时显示与解析乳腺、胸壁、胸腔、肺、心脏大血管及脊椎、肋骨等解剖和病变,对发现乳房及周围区域、乳腺本身病变及其并发症等非常有效。

特别提醒

尽管目前临床 CT 设备非常安全且其自身辐射屏蔽效果非常好,但由于儿童各器官尚未发育完全,对 X 线辐射较为敏感,因此,应尽量减少包括 CT 在内的具有 X 线辐射效应的医学检查;同时,在保证图像质量和诊断需要的前提下,实施参数优化和低剂量检查,并在检查中对敏感部位进行适当辐射防护。

(杨秀军)

—— 专家简介 ——

杨秀军

杨秀军,博士、教授、主任医师,上海交通大学附属儿童医院影像科主任,中华医学会儿科学分会放射学组委员,中华医学会放射学分会介入专业委员会妇儿介入学组常务委员,中国微循环学会神经变性病专业委员会磁共振学组常务委员,中国抗癌协会肿瘤介入学专业委员会儿童肿瘤专家委员会委员,上海市医学会放射学专科分会委员。

13. 哺乳期妇女一侧乳房疼痛,首诊做什么检查好

目前用于乳房疾病的影像检查主要包括超声、乳腺 X 线检查、磁共振成像(MRI)。一般而言,超声及 MRI 是哺乳期女性可选择的主要成像技术手段。当哺乳期妇女出现单侧乳房疼痛时,最常见的病变为乳汁淤积引发的哺乳期乳腺炎和乳腺脓肿。

超声可以作为该类患者的首诊检查,有以下 3 个原因。

(1) X 线对机体的生物电离作用以及由于乳汁的存在,使 X 线检查缺乏天然对比,从而影响检查质量,因此哺乳期不建议行乳腺 X 线检查。

（2）乳腺超声检查方便易行，对乳腺无检查盲区，对软组织有良好的分辨力，能发现数毫米的小病灶，对乳腺炎和乳腺脓肿的诊断较敏感。

（3）超声检查较 MRI 具有价格低廉、快捷、实时动态显示、检查时无明显不适等优势。

因此超声检查应作为哺乳期妇女发生单侧乳房疼痛时的首选检查，但是当超声怀疑乳腺内病变为非典型炎症表现时，后续的乳腺磁共振检查非常必要，这对进一步判断乳腺内病灶性质至关重要。

（王金红）

—— 专家简介 ——

王金红

王金红，博士，副主任医师，上海交通大学医学院附属精神卫生中心医学影像科副主任。中国微循环学会神经变性病专业委员会磁共振学组常务委员，中国研究型医院学会放射学专业委员会委员，《美国放射学杂志》评审人。

14. 哺乳期能做乳腺 X 线检查吗

一般情况下，哺乳期不建议行乳腺 X 线检查。哺乳期乳房充满乳汁，导致乳腺组织对比较差，通常会影响乳腺图像质量而影响疾病诊断，加之乳腺 X 线检查存在一定的辐射，因此建议最好进行超声等其他检查。

若哺乳期必须行乳腺 X 线检查，也不必因此完全停止哺乳。日常检查使用的 X 线是软射线，不会在体表或者乳汁内残存形成放射污染源；虽然 X 线对机体组织具有生物电离作用，但实验发现，小剂量的 X 线不会对乳汁蛋白质营养效能及所含酶的活性发生改变，不会影响乳汁质量。

建议妈妈们在乳腺 X 线检查当天暂停给宝宝喂奶，采用吸奶器将乳汁吸出倒掉，第二天再给宝宝正常母乳喂养。

（杨红兵）

—— 专家简介 ——

杨红兵

杨红兵，上海市嘉定区南翔医院放射科主任，副主任医师。擅长各系统常见病、多发病的临床影像诊断，尤其对胸腹部疾病的影像诊断具有丰富临床经验。

15. 有假体的乳房可以做乳腺 X 线检查吗

做过假体隆胸的女士能不能做乳腺 X 线检查呢？有人担心拍片时的机器压迫会把假体夹破，或者由于假体造成射线穿透不够而影响病灶的发现。

就现在的成熟乳腺影像检查技术而言，对有乳腺假体的女性，首选的检查方法应该是乳腺 MRI 检查。但是对于无 MRI 检查条件，并且乳腺内病灶是以钙化为表现者，乳腺 X 线检查仍是一个非常有用的检查手段。

乳腺 X 线检查常规需要拍 4 张片子，分别是双侧乳腺的头尾位及双侧乳腺的内外斜位（如图①、图②）。对于做了乳腺假体的人群，医师会使用专门的摄影技术：检查操作时将假体尽可能推向胸壁，并适当加压，使腺体得到最多最清晰的显示（如图③、图④）。

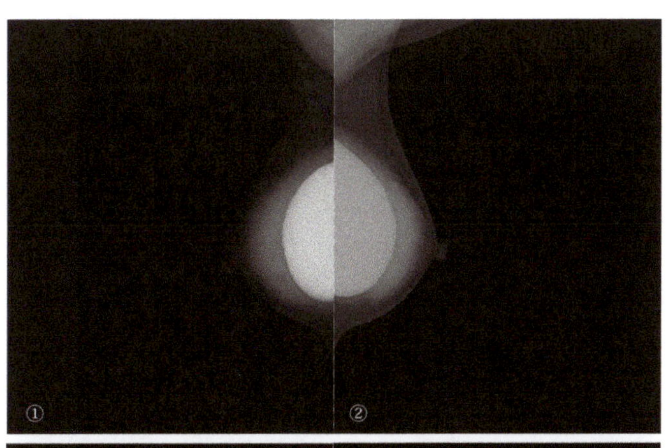

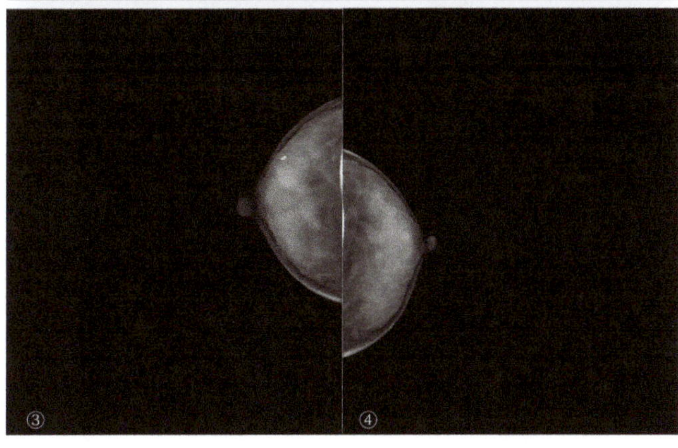

◀图①、图②摄片时假体未被推移，假体前方的实质结构显示不良
图③、图④摄片时假体被推向后方，仅显示前方的纤维腺体组织，组织分辨率有提高，可以显示更多细节

（潘自来）

潘自来，上海交通大学医学院附属瑞金医院北院放射科执行主任，主任医师。中国中西医结合学会医学影像专业委员会委员，上海市中西医结合学会医学影像分会副主任委员，中国研究型医院学会感染与炎症放射学分会委员，中国医学影像技术研究会放射学分会委员，上海市社会医疗机构协会影像医学专业委员会副主任委员，上海市司法鉴定专家委员会委员等。

16. 乳腺磁共振检查是不是都要增强扫描

与 CT 检查一样，磁共振检查也有平扫和增强扫描两种方式。不注射对比剂进行扫描的称为平扫，经外周静脉注射对比剂后再行扫描则称为增强扫描。

临床上有些病变只需平扫就能够得到明确诊断，如磁共振平扫对于乳腺内病变是囊性还是实性能做出准确判断，但有不少病变在平扫时不能被显示或不能做出定性诊断。目前乳腺磁共振检查除常规多参数多序列平扫外，动态增强更是不可或缺的一项序列，其主要价值有以下 3 种。

（1）提高对病灶尤其是小病灶的检出率：增强扫描的作用在于增加不同组织之间、病灶与正常组织之间的信号差别，从而获得更多的诊断信息。

（2）提高对病变良恶性鉴别的准确性：通过对病灶不同时间点的信号强化程度进行连续动态观察，所测得的时间信号强度曲线能较可靠地反映病灶内血流及血供特点，可作为对病变良恶性鉴别的重要依据。

（3）恶性肿瘤分期：对于已确定为恶性肿瘤的，增强扫描有助于提高肿瘤分期的准确性或判断肿瘤手术切除的可能性。

磁共振增强扫描常用的对比剂为 Gd-DTPA（二乙烯五胺乙酸钆制剂），静脉注射每次用量 10～15 毫升。Gd-DTPA 是非常安全的对比剂，不良反应发生率很低，实际工作中遇到的多为轻度不良反应，表现为头晕、一过性头痛、恶心呕吐、皮疹等。严重不良反应的发生率极低，表现为呼吸困难、血压降低、休克等，出现严重反应者多原有呼吸系统疾病或过敏病史。目前磁共振对比剂注射前一般不需要做过敏试验，尽管如此，若有药物过敏史或过敏体质的患者，也应提早告知医生，以便采取预防及应急措施。

（胡宝华）

—— 专家简介 ——

胡宝华

胡宝华,上海市嘉定区中心医院放射科副主任医师,嘉定区卫生和计划生育委员会放射诊断质控组组长。擅长胸部、腹部和乳腺的影像学诊断,急诊影像学诊断,放射诊断质控管理。

17. 乳腺癌患者骨扫描阳性一定是癌转移吗

邻居小张前几天穿刺证实乳腺癌,医生又给她安排了一系列检查,说是要完善术前评估。小张不太理解,前来咨询:"明明确诊乳腺癌了,还要做这么多其他检查! 我也没有骨痛,做骨扫描检查是为什么? 会是医生乱开单吗?"

首先,要了解什么是骨扫描。骨扫描是一种全身性骨骼显像的核医学影像检查,通过放射学核素检测骨组织的代谢异常,与局部骨骼的 X 线影像检查不同之处是检查前先要注射放射性药物,等骨骼充分吸收,一般需 2~3 小时候再用探测放射性的显像仪器探测全身骨骼放射性分布情况,若某处骨骼对放射性药物的吸收异常增加或减退,即有放射性异常浓聚或稀疏现象,在图像上会呈现出相应黑或白色。骨扫描中骨放射性吸收异常正是骨代谢异常的反映。骨扫描的敏感性很高,对乳腺癌、肺癌、肠癌及前列腺癌等容易出现骨转移的疾病能早期查出转移灶。

第二,需明确骨扫描阳性不一定就是乳腺癌骨转移。骨扫描的特异性不高,很多骨相关疾病在骨扫描检查时都会出现骨扫描异常表现,如外伤造成的骨折、骨感染、骨性关节炎、明显的退行性改变,以及骨的良恶性肿瘤,都可以造成骨的代谢活跃,从而使骨扫描显示异常。因此骨扫描只是一种影像筛查方法,对出现异常的区域进一步行 X 线、CT 或 MRI 检查是非常重要的。骨扫描除了可以帮助判断这些骨扫描异常区域的性质,还能对转移治疗后的情况进行评估。

（尤　超）

18. 乳头溢液最常见于哪些疾病

胡女士于 2 年前无意间发现右侧乳头少量溢液，呈乳白色，双乳未触及肿块，无胀痛及触痛，表面皮肤无红肿，无破溃，未予重视。近来发现右乳头溢液呈血性，网上查询了一些资料，胡女士内心非常焦虑，以为自己得了乳腺癌，赶紧去医院就诊。那么，临床表现为乳头溢液的疾病都有哪些呢？

乳头溢液是乳腺疾病的第三大临床症状，其发生率仅次于乳房疼痛和乳房肿块。绝大多数乳头溢液为生理性或由乳腺良性病变所致，15％的乳头溢液由乳腺恶性病变导致。病理性乳头溢液是指非哺乳期、非孕期的乳头溢液，可发生于单侧或双侧乳腺。任何能引起乳导管上皮分泌、增生、脱落、炎症、出血、坏死的疾病均可导致乳头溢液。导管内病变是乳头溢液的主要原因，包括导管内乳头状病变、导管内增生性病变、导管扩张症、乳管炎症及导管内癌等。

临床上，溢液主要包括清水样、浆液性、浆液血性、血性、乳汁样、混浊黏液样和脓性溢液等。导管内乳头状瘤常表现为患侧单个导管的乳头溢液，呈浆液性。各种乳管炎症性疾病引起的乳头溢液常呈混浊脓性，而乳腺癌的乳头溢液多为血性溢液。合并垂体瘤的乳头溢液多见乳汁样，合并甲状腺功能减退的乳头溢液多见清水样。

当乳头溢液患者进行粗针穿刺活检病理为导管内乳头状病变，下一步如何处理呢？尽管粗针穿刺活检是乳腺疾病诊断的非常准确的手段，但对于乳头状病变，仍有约 15％的病变被低估。目前国内外专家对于粗针穿刺活检为导管内乳头状瘤伴不典型增生或导管内癌的患者已经达成共识，此类患者需进一步手术治疗。

然而，对于粗针穿刺活检为导管内乳头状瘤者，下一步处理方案仍旧存在争议。目前，多数学者倾向进一步手术治疗以降低复发风险，少数学者则认为无需手术治疗，定期乳腺影像检查随访即可。

（王丽君）

19. 发现乳头溢液下一步如何检查

乳头溢液疾病的检查方式主要包括乳管镜、乳腺导管造影、乳腺 X 线摄影（俗称钼靶）、超声及乳腺磁共振成像(MRI)检查。

乳管镜检查能直观发现导管腔内的病变或管壁不规则增厚，对于乳管内病灶的定位准确，但其受到病变所在位置及操作者定位溢液导管开口的限制。乳腺导管造影可以较好地显示扩张导管内病灶的位置，对能准确定位溢液导管开口的病例具有较高的诊断价值。但是操作者需仔细，避免气泡注入形成假象。此外，在操作过程中患者会有不适感。

乳管镜检查和乳腺导管造影仅可显示扩张导管内的病变，对于导管外的病变显示不清，因此，这两种检查对病灶范围判定较困难，有时也难以鉴别病变良恶性。

乳腺 X 线摄影有时可以显示溢液性乳腺疾病的导管扩张，若有肿块或钙化，一般能较清楚显示。乳腺 X 线摄影对微细钙化的形态、分布敏感性高，有助于诊断以微钙化为特征的溢液性乳腺疾病，其可作为导管内癌定性诊断的检查手段。虽然乳腺 X 线摄影对溢液性乳腺病变的筛查有重要价值，但其对不伴钙化及体积较小的乳腺疾病检出率较低，同时多腺体型或致密型乳腺易于掩盖病变，故其漏诊率较高。若在此基础上，增加乳腺导管造影检查，将能解决很多乳头溢液的诊断问题。

对于非钙化性、小肿块性病变，乳腺超声检查的敏感性及特异性高于乳腺 X 腺摄影。乳腺超声可以清楚显示乳头溢液性疾病的导管扩张情况、病灶与扩张导管的关系，结合声像图及病灶内部血供情况，可对溢液性乳腺疾病做出诊断及鉴别诊断。在超声上，病灶混合回声、形态不规则、边缘毛刺状、后方声影、微钙化及局部血流信号丰富提示为恶性病灶。但若病变未能引起导管扩张或瘤体较小，可导致超声检查呈假阴性，且超声对部分微钙化的检出、非肿块及少血供为特征的导管内癌诊断的敏感性不高，因此在乳头溢液疾病的诊断中仍存在一定的局限性。

（王丽君）

20. 为什么发现乳头溢液要做 MRI 检查

当超声和乳腺 X 线摄影都难以对乳头溢液疾病做出评估时，乳腺 MRI 增强检查常常是解决问题的重要方法。MRI 检查无电离辐射危害，软组织分辨率非常高，且可进行多序列多参数扫描、减影及多平面重建。相比于乳腺超声和乳腺 X 线摄影，乳腺 MRI 不仅能很好的发现扩张的导管及导管内的结节，且对于导管外病灶的诊断也具有极高的敏感性和较高的特异性。

良性乳头溢液疾病的 MRI 表现：①导管内乳头状瘤典型的影像学表现扩张导管内明显强化的小结节，结节常为圆形，边缘光滑。②导管扩张症于平扫 T1 加权像及 T2 加权像上线样及分支样的高信号，增强后多无强化或轻度强化。恶性乳头溢液疾病的 MRI 表现：①导管内癌多表现为导管扩张，呈线样及分支样，增强后多呈线样、线样分支样或节段性分布的异常强化。②恶性乳头状病变，平扫可见导管扩张，增强多表现为多发结节聚集分布或线样、分支样及节段性分布的异常强化。

综上所述，乳头溢液性疾病种类繁多，多为良性。发现乳头溢液病变及时就医，一般而言，乳头溢液的检查由简单到复杂，临床上，可以对其收集液体进行涂片，行细胞病理学检查，同时行乳导管镜检查。影像检查首先是乳腺 X 线摄影和超声检查，在没有乳管镜和 MRI 的单位，还可以进行乳导管造影检查。当然，亦可以将乳腺 X 线摄影、超声检查、MRI 作为组合，在前面两种方法的基础上，为进一步明确诊断、评估病灶范围等，需加上 MRI 检查。怀疑恶性者需行活检，取得组织病理学诊断。

（王丽君）

21. 乳腺增生是病吗

张小姐每次月经期前都会感到乳房胀痛，触摸到大小不等结节。她十分恐慌，去看乳腺专科门诊，医生做了临床体检，并安排其做了乳腺超声检查和 X 线检查。体检和影像检查均没有发现异常。医生安慰张小姐，告知她这是一种增生现象。那么乳腺增生是病吗？

所谓乳腺增生，是乳腺导管小叶随着月经周期不同体内激素水平波动而发生的周期性改变。在不同年龄段表现可以不一样，年轻未育的女性常表现为乳腺的胀痛，严重的可辐射到肩背部、上臂甚至腹部。部分女性产后、哺乳后，疼痛会缓解。中年女性常表现为乳房多发结节样改变，有时伴疼痛不适感，尤其在经前明显。而绝经后女性，随着雌、孕激素的下降，这些胀痛和结节感会消失。但并非所有女性会有这些症状。

决定是否要手术干预的不是患者有无疼痛和是否扪及结节，而是与影像表现是否提示有恶性征象有关。任何在影像上有可疑征象的，均建议活检，继而再决定是否需要手术以及何种手术。

需明确一点的是，乳腺增生与乳腺癌没有必然关系，而医生推荐乳腺增生的女性每年行相关体检，不是因为这类女性患癌风险高，而是担心早期乳腺癌的临床表现易被"乳腺增生"的症状或影像表现所掩盖，因此期望通过影像检查帮助早期诊断鉴别乳腺癌。

（陈云燕）

— 专家简介 —

陈云燕

陈云燕，同济大学附属第十人民医院放射科副主任医师，同济大学医学院讲师。上海市医学会放射学专科分会乳腺学组委员；上海市中西医结合学会影像诊断妇儿组组员。擅长乳腺影像诊断、消化系统影像诊断。

肺｜部｜肿｜瘤

22. 肺癌的影像检查有哪些

肺癌的影像检查方法有 X 线、CT、PET-CT、磁共振（MRI）等。早期肺癌的筛查，过去以胸部 X 线片为主要筛查方法，就是常说的胸片，包括正位片和侧位片。然而，国际大样本、多中心随机的临床试验表明，胸片筛查并不能降低肺癌的死亡率。

近十多年来，随着医疗设备和计算机技术的发展，尤其是螺旋 CT 的普及应用，影像检查可敏锐地发现肺部小病灶，低剂量螺旋 CT（LDCT）是目前早期肺癌筛查的最优秀的手段。LDCT 能合适地调整扫描条件，降低射线剂量，具有扫描速度快、剂量低、图像清晰、病灶检出率高等优势，在早期肺癌筛查工作中担任越来越重要的地位。

另一方面，由于肺为含气组织，具有天然良好的密度对比，低剂量扫描的图像质量足以胜任肺部肿瘤的检出。因此，LDCT 具有与常规剂量 CT 扫描相同的诊断能力。

PET-CT 比螺旋 CT 更厉害，还具备功能成像，在 CT 检查无十足把握判断良恶性的时候，能够有效提供帮助，而且在查找有无其他地方转移、疗效评估等方面更胜一筹，但缺点是价格昂贵，辐射量比 CT 要高。

磁共振在判断肿瘤有无侵犯血管、心脏、神经、骨质及骨转移方面有很好的帮助。

（陈群慧）

—— 专家简介 ——

陈群慧

陈群慧，主任医师，医学硕士。第一届中国女医师协会医学影像专家委员会委员，上海市中西医结合学会医学影像专业委员会委员，上海市医学会放射学专科分会心胸组成员。擅长早期肺部肿瘤的筛查、诊断及肺部小病灶经皮穿刺的定位技术。对食管癌、纵隔肿瘤、冠状动脉造影影像诊断也有较丰富的经验。

23. 影像报告中的"磨玻璃结节"是什么

影像报告中的"磨玻璃结节",严格上应称为"磨玻璃密度结节"。结节是一个对病灶形态的描述,是一个立体的概念,表现为圆形、椭圆形或类圆形。磨玻璃密度结节是指长成结节状的磨玻璃密度病灶,CT 肺窗上表现为云雾状浅淡密度的圆形、椭圆形或类圆形病灶,呈半透明状,病灶内隐约看得到正常的肺部背景结构,如血管和支气管纹理。就好比浓雾天气看对面的物体,会有一种朦朦胧胧、模模糊糊的感觉,如同隔着一层磨砂玻璃在看东西,因而形象地称之为"磨玻璃结节"。

磨玻璃密度结节分为纯磨玻璃密度结节和混合磨玻璃密度结节。纯磨玻璃密度结节密度均匀一致,颜色比较浅淡。混合磨玻璃密度结节又称部分磨玻璃密度结节,密度不均匀,掺杂着部分实性成分,如同枣子,有肉有核,肉比较软,相当于磨玻璃成分;中心的核比较硬,相当于实性成分。发现了核,就代表着可能有恶性的成分出现,这时候就需要引起高度警惕。

部分早期肺小腺癌及癌前病变,在 CT 影像上均可表现为磨玻璃密度结节,但磨玻璃密度结节并不都是早期肺癌。有些良性的病变,如局部炎性渗出、肺泡内出血、局灶纤维化、慢性炎性增生性病灶等都有可能表现为磨玻璃密度结节,因此不要见到报告上有"磨玻璃结节"就紧张惊恐,把磨玻璃密度结节与早期肺癌划等号,有些磨玻璃密度结节经过一段时间的治疗后会自行消失。长期存在,而且边界清楚的磨玻璃密度结节,需要警惕早期肺癌可能,需要高分辨率 CT(HRCT)进一步检查。

(陈群慧)

24. 肺结节都有必要做 PET-CT 检查吗

肺结节有良恶性之分,良性的包括肉芽肿、错构瘤、结核球、局灶慢性炎症等,恶性的则可能是肺部原发肿瘤或肺内转移瘤。总体来说,90% 以上的肺结节均为良性,多为感染引起。

按大小分:直径 1～3 毫米称为粟粒结节,4～5 毫米称为微小结节,6～10 毫米称为小结节,超过 30 毫米就改称为肿块。按密度分:分为纯磨玻璃密度结节(pGGN),混合磨玻璃密度结节(mGGN),实性密度结节(SN)。

　　并不是肺结节都有必要做 PET-CT 检查，大部分结节做 CT 检查就能解决问题，在 CT 检查无十足把握判断良恶性的时候，PET-CT 能够有效提供帮助，还能查找有无其他地方转移、疗效评估等。PET-CT 也不是万能的，有时候会出现假阴性或假阳性结果，比如小于 10 毫米的磨玻璃密度结节，PET-CT 可能会出现假阴性结果，又比如真菌性肉芽肿，会出现假阳性结果，因此医生会根据不同的需求开具不同的申请单。

（陈群慧）

25. 拍胸片为什么不能发现早期肺癌

　　人体胸部的结构很复杂，外部有胸骨、肋骨、胸椎、锁骨等胸廓骨性组织保护着，里面又有心脏、大血管、气管、支气管、食管、肺等重要器官，还有淋巴结等组织，这些组织位置错综复杂，密度差异很大。胸部 X 线片密度分辨率较低，对又小又淡的早期肺部结节，漏诊率很高，尤其是直径＜10 毫米的磨玻璃密度结节，胸部 X 线片几乎很难发现，而且存在前后影像重叠的缺点，如隐藏在心脏、大血管后方的病灶，或有胸骨、肋骨、椎体或膈肌阻挡的地方，不容易发现。

　　国际大样本、多中心随机的临床试验表明，胸部 X 线片筛查并不能降低肺癌的死亡率，因此，现在不推荐使用拍摄胸部 X 线片做早期肺癌筛查，改为低剂量螺旋 CT 项目。

（陈群慧）

26. 肺小结节在 CT 随访时测量变大了就是肺癌吗

　　由于人的肺随时在呼吸和过滤着外界的各种成分的空气，以及人们不同的免疫状况，因此肺内经常会上演着结节的出现与消失、终身不变或逐渐增大的"节目"。

　　检出肺小结节并不意味着就是肺癌。肺结节的家族谱很强大，总的可分为良性、癌前病变、恶性三大派系。由于现代 CT 分辨能力高而发现的肺结节很小，有些仅有几毫米大小，而很小的病灶很难显示出典型的良性或恶性特点，医生经验的不同，诊断尺度把握的差异，会得出不同的结论。有时甚至很小的良性结节，如肺内淋巴结、局部纤维化等被当作恶性病灶而手术切除。因此在这个阶段，随访观察是首选。

肺癌既往史、年龄增长及吸烟史是肺癌的危险因素，但肺结节的大小和实性成分的大小是随访中发生进展的主要危险因素。进展表现为结节自身增大、出现新的实性成分，或已存在的一个或多个结节增大；罕见情况下，当结节出现实性密度的核，结节可能会缩小，这反映肿瘤侵入基质；在某些病例中，结节密度增加，但结节本身大小无变化。

不用担心随访会贻误病情，肿瘤的生长都有一个倍增的时间。肿瘤最快 3 个月才能长大一倍，对于肺内小结节来说，即使长大一倍也尚属于早期，很难发生快速的播散转移。在复查的过程中，如果结节大小数年不变，或逐渐缩小或短期内迅速增大，往往提示是良性病变。CT 随访增大的良性结节的家族谱里有慢性炎性病灶，如机化性炎症、炎性假瘤等，或者特异性肉芽肿性病变，如隐球菌感染、结核，也可以是淋巴样增生、肺内淋巴结、错构瘤、肺泡蛋白沉积症等。

肺小结节良恶性的判断有时候需要一定时间的观察，规律的定期随访强于某些检查和治疗。我们对待肺结节，一定要持有积极的态度，简单概括就是：密切观察，长期随访，高度警惕，及时处理。

（萧　毅）

— 专家简介 —

萧　毅

萧毅，医学博士，海军军医大学附属长征医院影像医学科副主任，健康管理中心主任。擅长心胸疾病影像诊断、术前术后精准影像评估、健康体检个性化方案制订。

27. PET-CT 高摄取的肺结节就是肺癌吗

PET-CT 并不是一个独立的个体，是 PET 和 CT 两强结合在一起的一体化组合型大型功能代谢与分子影像诊断设备。

首先我们来了解下 PET-CT 的成像原理。在检查前，需要向患者体内注射一种能够发射"信号"的携带 18F 的葡萄糖类似物，而某些疾病如恶性肿瘤及其转移灶具有细胞生长速度快、新陈代谢旺盛、增殖能力强等特点，因而需要大量的葡萄糖，那么这种能够发射信号的葡萄糖类似物就像"卧底"一样大量潜伏在疾病或肿瘤内部，并向体外发出细胞的生长代谢方面的情报信息。而 PET 就是探测此信号的"雷达"，把探测到的信号以不同颜色的形式传递给医生，就如在人群中给坏人涂上颜色一样。CT 是提供人体生理或病理解剖结构的仪器，犹如GPS 定位器，帮助医生准确找到疾病位置。

但是，PET-CT 具有假阳性率较高的缺点，也就是说 PET－CT 高摄取的肺结节不一定就是肺癌。不少可以增加糖代谢的良性病变也会引起葡萄糖类似物的蓄积，常误诊为恶性病变。其中肺部肉芽肿性炎症是导致 PET-CT 假阳性的主要因素，如结核性肉芽肿、隐球菌病、炎性假瘤、肺球虫病、组织胞浆菌病、机化性肺炎、非特异性炎症等，还有硬化性血管瘤、平滑肌瘤等，这些疾病均可以在PET-CT 上表现为高摄取。

（萧　毅）

28. 多次 CT 检查会不会对身体健康造成影响

多次 CT 检查是指一年内接受 3 次或 3 次以上的 CT 检查。一般而言，每人每年体检仅需 1 次 CT，尤其是胸部 CT 检查即可。但是一些可疑的结节以及恶性可能性大的结节，医生往往会建议随访。这主要是因为医生需要一个动态观察疾病变化的过程，主要观察指标包括：肺部小结节的大小、密度以及病灶与周边组织的关系。通过观察肺部小结节的倍增时间可推断小结节的良恶性程度。因此，需要多次 CT 检查随访以指导治疗方案的制订；另外，一些手术后的患者以及肺部感染的患者，也需要 CT 检查随访，以观察病灶的转归。

虽然射线对人体有损害，但每次进行正常医疗检查所接受的射线辐射量是非常少的。一次胸片检查的辐射剂量约为 0.05 毫希，一次 CT 检查时辐射量小于 0.7 毫希，而低剂量 CT 检查的射线剂量为 0.02～0.2 毫希，因此不必担心辐射剂量过大。

在辐射剂量较低时，人体本身会对辐射损伤有一定的修复能力，从而不表现出危害效应或症状。但如果剂量过高或者患者对射线敏感，超出了人体内器官或组织的修复能力，部分患者会出现轻微的食欲不振、心悸、失眠现象。因此在每次 CT 检查中，医务人员会使用铅围裙、铅衣等做好必要的防护，对其他未接受检查的部位进行辐射屏蔽防护，进一步降低了接受的辐射剂量。同时，也会采用迭代重建技术、缩小检查范围等方法尽量避免不必要的辐射，以减少对身体的损害。

　　CT 多次检查随访的时间间隔一般都会在 3 个月、半年甚至 1 年以上，患者接受的射线剂量在安全范围内。在实际工作中，医师会根据病情需要，进行科学合理的 CT 检查随访。

（史景云）

—— 专家简介 ——

史景云

　　史景云，同济大学附属上海市肺科医院影像科主任医师、副教授，德国海德堡大学访问学者。擅长肺部疾病影像诊断、功能成像及分子影像。

29.　为什么有的肺结节要做增强 CT 进一步检查

　　肺结节为边界清楚、孤立的、圆形的，直径小于等于 3 厘米的肺部病变。按成分结构不同，肺结节可分为磨玻璃密度结节、部分实性结节和实性结节。按数量划分，肺结节可分多发结节和单发结节。

　　由于微小结节和纯磨玻璃密度结节的 CT 增强检查易出现假阳性或假阴性，因此不建议进行增强 CT 扫描。

　　孤立性实性肺结节（直径 8～30 毫米，且密度均匀的实性结节）是临床工作中的诊断难点，评价肺结节的影像学特征，判断其良恶性，需要进行增强 CT 检查。增强 CT 是指静脉注射水溶性有机碘对比剂后的扫描，血管内注入碘剂后，器官与病变内碘的浓度可产生差别，形成密度差，可使病灶显像更为清楚。

　　由于肿瘤血管结构不完整，因此在增强检查时，肿瘤病灶会呈现特殊的强化方式，因而可区分良性与恶性病变。结节不强化和强化少于 15 HU（亨氏单位）高度支持良性诊断，强化 15～60 HU 的恶性结节可能性大，强化大于 60 HU 的炎性结节可能性大。增强 CT 检查还可更好地显示结节的血液供应、大小、边界情况，以及纵隔肺门是否有淋巴结肿大，从而提高了对肺结节的诊断能力，为进一步治疗提供很好的依据。

（史景云）

30.　肺部多发磨玻璃密度结节，是癌转移吗

　　肺部磨玻璃密度结节是指在 CT 上病变呈磨玻璃状，同时病灶内的血管结

构可见的结节。一般认为持续存在的病灶,其直径小于等于 5 毫米,结节密度低且分布均匀的纯磨玻璃密度结节为不典型腺瘤样增生或为原位癌。部分实性磨玻璃密度结节,病灶内除磨玻璃成分外,还出现了实性成分,这提示病变发展到了恶性阶段。

如其内实性成分的直径小于 5 毫米,则认为是微浸润肺癌,大于 5 毫米的病灶为浸润性肺癌。因此,对肺部小磨玻璃密度结节的 CT 特征进行细致分析,有助于磨玻璃密度结节良恶性的评估。

肺部多发磨玻璃密度结节常是处于不同阶段的肺部原发肿瘤,而不是其他器官肿瘤的转移瘤。但是在实际工作中首先要区分感染、出血、局灶性间质纤维化等非肿瘤病灶,它们可自行吸收或经合理的抗生素治疗后吸收。若经过抗感染治疗及较长期的随访不消失的,可以考虑为不典型腺瘤样增生、原位腺癌或微浸润肺癌。磨玻璃密度结节在随访数月或数年后病灶直径增大、密度增高,则考虑恶性病变。

（史景云）

31. 胸片报告提示肺纹理增多是肺癌吗

肺纹理是指胸部 X 线片上表现为从肺门向肺野外围延伸的放射条状阴影。它主要由肺动脉、肺静脉、支气管及淋巴管组成。胸部 X 线片上肺纹理增多,主要有四类:支气管性肺纹理增多、血管性肺纹理增多、淋巴性肺纹理增多、生理性肺纹理增多。

(1) 支气管性肺纹理增多:表现为肺纹理粗细不匀,其中常夹杂变形纹理和小蜂窝影,常见于慢性支气管炎、支气管扩张等。

(2) 血管性肺纹理增多:肺纹理粗大,从肺门向肺内保持血管走行的特性,常伴有心脏增大的表现,主要见于风湿性心脏病、先天性心脏病等。

(3) 淋巴性肺纹理增多:肺纹理在两肺内呈纤细的网状,常见于尘肺、癌性淋巴管炎等。

(4) 生理性肺纹理增多:主要见于老年人和肥胖者。前者是由于老年人肺间质相对较丰富,从而在胸部 X 线片上显示肺纹理增多;后者是由于受检者体形肥胖,皮下脂肪增多,导致 X 线吸收增加,从而引起胸部 X 线片上肺纹理增多的假象。

肺纹理增多只是肺部结构异常的一种表现,可以是生理性表现,也可为病理性表现。仅凭肺纹理增多，并不能诊断疾病，也不能诊断肺癌。提示肺纹理增多的患者往往需要进一步的检查，尤其是 CT 检查来进一步诊断。

（史景云）

32. 为什么肺部结节非常小，却已全身癌转移了

转移是指肿瘤细胞由身体的某一部位被运送到远处的组织器官，并继续增殖的现象，转移途径通常包括血行、淋巴道或气道播散。大多数小于等于 5 毫米的小结节病灶，尚处于肿瘤细胞无血管的缓慢克隆增殖阶段，其肿瘤的血供系统尚未完全成型，一般不出现转移病灶。但是 5～10 毫米的部分实性结节和实性结节，病变已经从无血管阶段转变为有血管生成的肿瘤持续生长阶段，病灶内已经构建了有效的肿瘤血管，因此尽管病灶较小，也有可能发生远处转移。

同时，癌肿的生长速度和转移扩散途径取决于癌肿的组织学类型、分化程度等生物学特性。转移出现的时机和转移的部位可因肿瘤的种类而异。例如小细胞肺癌是肺神经内分泌肿瘤中恶性程度最高的类型，虽然发现时肺内病灶较小甚至肺内尚无明确占位病灶，但因其特殊的生物学特性，可早期发生肺外器官的转移。

（史景云）

33. PET-CT 低摄取的肺结节是良性的吗

PET 全称为正电子发射计算机断层显像，是反映病变的基因、分子、代谢及功能状态的显像设备。PET-CT 作为一站式的全身检查方法，在肿瘤的筛查、分期方面具有重要价值，加之检查费用昂贵，以致被很多人视为"肿瘤筛查神器"。

PET-CT 是通过正电子核素或其他标记的示踪剂，示踪人体内特定生物物质的生物活动。目前临床最常用的显像剂是 18F-氟代脱氧葡萄糖，是葡萄糖的类似物。由于肿瘤细胞代谢活跃，摄取 18F-氟代脱氧葡萄糖能力为正常细胞的 2～10 倍，形成图像上明显的"亮点"，因此在肿瘤早期尚未产生解剖结构变化前，即能发现隐匿的微小病灶（大于 5 毫米）。

一般来讲，肺部恶性肿瘤多数是高摄取的，那么是否可以认为低摄取的结节都是良性的呢？答案当然是否定的，低摄取的结节不完全是良性的。比如肺的黏液腺癌通常是低摄取的，CT 表现为纯磨玻璃密度结节和实性成分小于 5 毫米的混合磨玻璃密度结节型的腺癌，几乎全是低摄取或无摄取的。因此，摄取值在

结节的诊断中是一个重要的参考指标，但不能过度依赖，而需要结合 CT 形态学特征，观察其密度、边缘形态和内部结构，进行综合全面分析做出诊断。PET-CT 融合图像可以全面发现病灶，精确定位及判断病灶良恶性，故能早期、快速、准确、全面发现病灶。

（范　丽）

—— 专家简介 ——

范　丽

范丽，海军军医大学附属长征医院影像科副主任医师、副教授，医学博士。擅长胸部疾病影像诊断、肺结节的诊断和肺癌筛查、慢性阻塞性肺疾病（COPD）的定量和功能影像。

34. 肺癌术前为什么常规做头颅增强 MRI

一位老年男性患者，气管镜检查病理确诊为肺癌，拟行手术治疗。术前 2 天患者出现恶心呕吐，查头颅 MRI 提示脑内多发转移灶，属于Ⅳ期，因此不能手术，改为化疗。

肺癌的分期不同，治疗方法不同。术前准确的分期，有助于医生选择合适的治疗方案。早期肺癌可手术治疗，术后 5 年生存率在 90％以上；晚期肺癌手术机会少，大部分患者采取放化疗治疗。

肺癌一共分为四期：Ⅰ 期和Ⅱ 期是早期肺癌，Ⅲ 期和Ⅳ 期是晚期肺癌。肺癌血行转移较常见的部位是颅脑。目前常用的影像检查方法有 CT、MRI 和 PET-CT，MRI 在颅脑成像中具有最高的敏感性，可以清楚地显示转移灶，MRI 平扫尽管可以显示大的转移灶和瘤周水肿，但 MRI 增强对小的转移灶更加敏感。因此我国《原发性肺癌诊疗规范（2015 年版）》中将颅脑 MRI 增强检查作为肺癌术前常规分期检查。

（范　丽）

35. 肺癌术前为什么常规做骨 ECT 检查

肺癌容易发生骨转移，其好发部位为肋骨、椎体、骨盆。骨 ECT 检查全称放射性同位素全身静态骨显像，是功能显像。显示病变的原理是放射性摄取的增加或减少，对转移性骨肿瘤的诊断灵敏度高。经过一次全身成像，可同时发现不同部位的多个病灶。

而 X 线及 CT 检查是依靠骨的密度和形态变化，来判断是否发生骨转移；病变要发展到一定程度才能被发现，故早期骨转移易漏诊；且其受拍摄部位限制，易遗漏拍摄范围以外的骨转移。老年人骨质疏松，发生转移时 X 线检查对比度更差，更易于漏诊。而骨显像剂随血液循环到达骨组织并参与其代谢，只要代谢发生变化，显像剂就能呈现异常的放射浓聚或冷区。

由于 ECT 具有全身一次成像、敏感性高、能比 X 线成像更早发现病灶的优点，所以 ECT 是术前骨转移瘤的首选筛查方法，对于肺癌骨转移的早期临床诊断及治疗决策有重要的意义。

（范　丽）

36. 低剂量 CT 发现了肺结节，为什么还要做高分辨率靶扫描

胸部低剂量 CT 检查较常规 CT 检查辐射剂量明显减低，受到众多患者的青睐，甚至有的患者主动要求做低剂量 CT 扫描。大量的研究也表明，低剂量 CT 扫描能在降低辐射剂量、不明显影响图像质量的前提下，有效检出肺结节。对于钙化结节、形态不规则的实性小结节，若扫描结果强烈、提示良性病变的，无需进一步行高分辨率靶扫描。对于磨玻璃密度结节或其他实性可疑恶性的病变，需要进一步行高分辨率靶扫描。

高分辨率靶扫描是采用薄层（1 毫米）、小扫描视野（FOV）、大矩阵、高分辨率重建扫描，这样单位视野内像素明显变小，可以获得高质量的精细图像，提高了组织的空间分辨率及密度分辨率，可以将结节的边缘形态、内部结构及邻近结构显示得更加清楚，提高诊断的正确率。简而言之，高分辨率靶扫描类似于照相机调焦近距离拍照，可以将拍摄对象的细节显示得更加清楚。

对于特殊部位如靠近心脏、膈肌的肺结节，受其传导搏动以及患者吸气、屏

气动作不佳的影响，使该部位肺组织无法处于充分膨胀；静息状态，如果患者长期卧床，受地心引力的影响，容易在肺下叶靠近背部产生血管坠积效应，因此这些位置肺结节的形态特征不能充分显示出来；此时高分辨率靶扫描时改变扫描体位(仰卧位变为俯卧位或侧卧位)，能使肺结节的 CT 征象显示得更加清楚，提供更多的诊断信息，提高诊断信心度。

（范　丽）

37. 检查肺部，MRI 是不是比 CT 好

随着 CT 检查的普及，人们越来越关注电离辐射，而 MRI 没有电离辐射，那对于肺部的检查，MRI 是否比 CT 好呢？

任何事物均有两面性，MRI 成像的机制是利用组织器官中的氢质子成像，而肺实质内质子密度很低，缺少产生 MRI 信号的物质基础；呼吸运动及心脏搏动产生运动伪影；肺内血管和血流丰富，血流也会造成信号丢失。以上因素影响着肺部 MRI 的成像质量，致使不能很好地观察肺实质的解剖细节、病灶的边缘形态及与气道的关系。

MRI 检查具有软组织对比分辨率高、多参数成像、无需重建的任意断面成像、无需注射造影剂可显示心脏和大血管结构、无骨伪影的优势，可以清晰地显示病灶的内部结构如液化、坏死，病灶的强化模式，与胸膜、胸壁的关系，肺门和纵隔淋巴结方面。同时，MRI 还有功能成像如弥散加权成像，在肺结节的良恶性鉴别诊断中也具有重要价值。

CT 和 MRI 各有优缺点，对于肺部疾病常规要首选 CT 进行病灶边缘形态、内部结构和气道的评估，在此基础上 MRI 可以作为辅助检查提高诊断的准确性。

（范　丽）

肝｜胆｜胰｜脾｜肿｜瘤｜

38. 做腹部增强 CT 检查为何一定要空腹

我们去医院做 CT 检查之前，经常会听到影像科工作人员问："吃过早饭吗？"得知吃过早饭后，他们会说："今天不能做，请你明天上午不要吃早饭，再来检查。"很多人不能理解，甚至产生误解，以为影像科医生不愿意为其早点进行相关检查。其实，这完全是出于对受检者的安全考虑。

一般来说，CT 检查分为普通平扫和增强扫描两种方式。CT 增强扫描要通过静脉血管注入对比剂（造影剂），以使病变以及相关血管等组织脏器显示更清晰。由于这种 CT 增强所需要的造影剂一般都含碘剂，而部分人群会对碘产生过敏反应。过敏反应较常见的症状之一是出现呕吐，如果此时患者胃内食物较多，呕吐物可能会因误吸进入气管及肺内，可能会引起窒息及肺炎等严重后果。因此增强 CT 检查前须空腹 4～6 小时。

（赵小虎）

39. "女儿瘤""妈妈瘤""奶奶瘤"分别是什么

这些肿瘤的名字听上去很奇怪，其实这只是三种胰腺肿瘤的影像学别称而已。它们都是起源于胰腺的囊实性肿瘤，且好发于女性，只是好发的年龄各有不同。

（1）"女儿瘤"：专业术语为胰腺实性假乳头状瘤。常见发病年龄在 10～30 岁，相当于年轻女儿的年纪，因此称之为"女儿瘤"。该瘤多数为偶然被发现，少数患者有腹部肿块、腹痛或不适，是一种少见的、良性，但具有恶性潜力或低度恶性的肿瘤。如果确诊，应及早手术治疗。

（2）"妈妈瘤"：专业术语为胰腺黏液性囊腺瘤。因其多发生于 40～60 岁的女性，相当于妈妈的年纪，故称之为"妈妈瘤"。该瘤具有潜在恶变倾向，通常体积较小的肿瘤（直径为 1～3 厘米）多为良性肿瘤，直径超过 5 厘米要考虑恶性可能，超过 8 厘米则多为恶性。一般病史较长，可恶变为胰腺囊腺癌。

（3）"奶奶瘤"：专业术语为胰腺浆液性囊腺瘤。多见于 55～73 岁，相当于祖母年龄段的女性，因此称为"奶奶瘤"。该瘤是一种少见的胰腺良性肿瘤，无恶变倾向，确诊后通常不需要手术治疗。

（赵小虎）

40. 肝脏血管瘤会癌变吗

我们在体检或者偶然行影像检查后，经常看到报告上写着"肝脏血管瘤"。很多老百姓看到"瘤"字就紧张，以为自己得了恶性肿瘤，或者担心会癌变。其实大可不必如此。

肝脏血管瘤是肝脏最为常见的一种良性病变，占肝脏良性肿瘤的 42％～45％。该瘤由胚胎发育时血管发育异常所致，是不会发生癌变的。它在人体中大多数生长缓慢，甚至到了一定程度便停止生长。

临床上单个直径 5 厘米以下的血管瘤，只要不再增长，一般对身体不会构成什么大碍。临床上对不出现任何不适的小肝血管瘤，一般不提倡治疗。但日常生活必须注意不要进行剧烈运动，避免肝部的猛烈碰撞引起破裂；少部分肝血管瘤会出现在某一年龄段突然长大的情况，较大血管瘤会对肝脏等脏器造成压迫，出现临床症状或者比较严重的并发症，比如肝血管瘤破裂，这种情况就必须治疗了。

（赵小虎）

41. 体检发现肝脏、胰腺囊肿要紧吗

平常体检以后经常会看到"肝脏囊肿""胰腺囊肿"等类似的影像诊断报告。我们常常会担心，这些囊肿要紧吗？其实只要诊断确定为囊肿，一般情况下是不需要担心的，也不需要特别处理。

囊肿是一种良性病变，其内容物以水为主，不会恶变，也不会侵犯、破坏周围组织，不会对人体产生明显危害。但是有些情况下，囊肿是需要治疗处理的。比如囊肿较大，对周围组织产生压迫症状时，就需要进行治疗。

另外，如果囊肿位于脏器的边缘，就容易受到外力撞击而破裂，因而有一定危险性。这种情况下，就需要防止外力撞击，或者进一步治疗处理。治疗方面，现在的微创技术可以轻而易举地解决这些问题。

（赵小虎）

42. 何谓壶腹周围癌

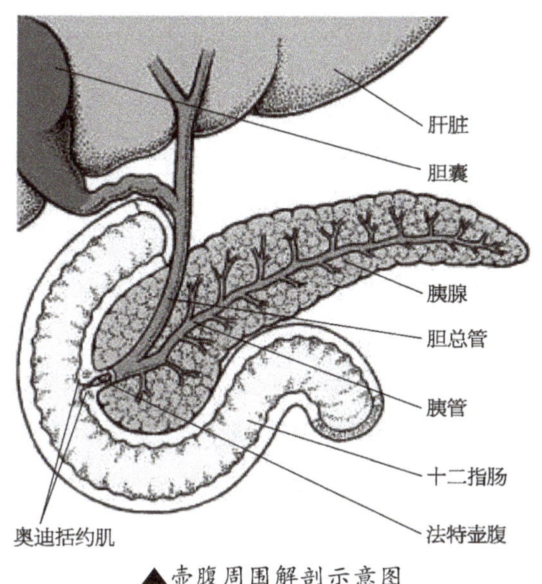

▲壶腹周围解剖示意图

　　"壶腹周围癌"这个名词大家听起来可能会觉得有些陌生和奇怪，其实，壶腹是一个特别的医学解剖学部位。

　　胆囊里储存着胆汁，胆汁通过胆总管进入十二指肠来消化其中的脂肪。胰腺可以分泌胰液，通过胰管排入十二指肠来消化蛋白质、淀粉等。胆总管在末端与胰管相汇合，形成略膨大的结构，我们称它为肝胰壶腹，即法特壶腹。胆汁和胰液都由此进入十二指肠。壶腹部进入十二指肠的开口为十二指肠乳头。

　　壶腹周围癌是指生长在法特壶腹、十二指肠乳头、胆总管下端、胰管开口处、十二指肠内侧壁癌的总称。这些部位较为隐蔽，如果这些部位产生肿瘤，而没有引起梗阻症状和体征的话，一般很难在早期发现。因此，这些部位的肿瘤往往发现时已经处于中晚期，治疗效果一般较差。

　　那么，影像检查能发现壶腹周围癌吗？这主要取决于肿瘤的大小和生长部位。较小的、早期的壶腹周围癌，它与周围的正常组织在影像学上不容易区分，检查并不容易发现。当肿块生长到一定程度，影像学就能做出明确诊断。此外，由于壶腹周围癌会引起胆管和胰管堵塞，从而导致胆管和胰管扩张、胆囊增大等表现，CT和磁共振对于这些表现显示比较理想，能够提高对于较小壶腹周围癌的检出率。

（赵小虎）

43. 何谓致腹泻瘤

致腹泻瘤，顾名思义，就是可导致患者产生腹泻的肿瘤。医学上称之为血管活性肠肽瘤（VIPoma），属于胰腺胰岛细胞瘤。这种肿瘤过多分泌一种名为血管活性肽的物质，而使患者产生严重腹泻，呈水样便，每天粪量超过 3 000 毫升，可产生低钾血症、胃酸缺乏或胃酸过低等引起相应症状。

血管活性肠肽瘤较少见，多为良性肿瘤，少数是恶性肿瘤。空腹血清血管活性肠肽（VIP）水平高于 200 纳克/升，对诊断该瘤具有重要意义。对肿瘤定位明确并无转移的患者，首选手术治疗。对于不接受或不适宜手术治疗的患者，可采用生长抑素衍生物治疗。

（赵小虎）

44. 影像学能诊断胰腺炎吗

老赵因腹痛难忍去医院，接诊他的医生怀疑胰腺炎，安排他做了相关影像检查，但是影像诊断报告并没有提示胰腺炎诊断。老赵不禁怀疑："影像学能诊断胰腺炎吗？"

急性胰腺炎是由于胰腺自身消化产生的炎症，分为急性水肿型和出血坏死型两种。对于典型的水肿型和出血坏死型胰腺炎，影像检查（如 CT）可根据胰腺体积改变（增大）、周围情况（周围水肿、边缘模糊、周围渗液）以及胰腺内部出血坏死等征象做出诊断。

但是在胰腺病变的早期，由于胰腺的体积尚未改变及周围渗出液体还没有出现，从而使得胰腺从影像外表看似正常，这时影像检查不能做出"急性胰腺炎"

的诊断。正确的诊断需要医师结合影像检查结果与临床，以及生化指标结果(如脂肪酶和淀粉酶的升高)等。

（赵小虎）

45. 诊断肝、胆、胰腺肿瘤，MRI 比 CT 好吗

一般来说，对于肝、胆、胰腺肿瘤，CT 及 MRI 都是十分重要的检查方法，尤其是结合增强后的多期相扫描，对于肝胆胰腺肿瘤的检出率及良恶性判断的准确性都是非常高的。

与 CT 相比，MRI 的优势是无辐射损伤、软组织分辨率高、多参数成像提供更多病变信息，MRS(磁共振波谱)技术还可以提供肿瘤组织代谢产物的信息等，对肿瘤诊断可以提供更多一些的参考信息。

但有些情况下，MRI 就不太适合了。如病情较重的患者，由于 MRI 检查时间相对较长，这时候患者无法很好地配合检查。另外 MRI 检查有明确的禁忌证，如装有心脏起搏器或体内有金属异物的患者不适合 MRI 检查，有幽闭恐惧症的患者一般也不能顺利完成 MRI 检查。因此简单地说 CT 还是 MRI 好，是不准确的。

（郑少强）

— 专家简介 —

郑少强

郑少强，同济大学附属同济医院副主任医师。上海市抗癌协会肿瘤影像专业委员会腹部学组委员。擅长骨关节疾病及体部肿瘤的诊断。

46. 为何肝、胆、胰腺肿瘤 CT 检查一定要增强扫描

对于肝、胆、胰腺肿瘤，尤其是早期恶性肿瘤，做增强 CT 检查是十分重要和必要的。首先，由于肝、胆、胰腺早期恶性肿瘤病灶较小，与所在的器官组织密度很接近，所以平扫 CT 很难发现病灶。增强 CT 能大大提高早期恶性肿瘤的检出率，使患者能得到及时治疗，从而提高疾病的治愈率及患者生存率。其次，除囊肿以外，其他肿瘤性病变的良恶性大多时候在平扫 CT 上很难区分。增强 CT 能对肝、胆、胰腺肿瘤的良恶性性质做出更加明确的判断，从而给患者提供合理的

处理意见，如是定期复查还是需要马上手术治疗。

此外，对于恶性性质明确的肝、胆、胰腺肿瘤，增强 CT 能进一步判断肿瘤的恶性程度、有无邻近组织器官和血管的侵犯及远处转移，从而使临床医生能给患者提供更为合适的治疗选择。

（郑少强）

47. 怀疑肝、胆、胰腺病变，首选什么检查方法

如果怀疑肝、胆、胰腺病变，超声检查是首选影像检查方法。超声检查具有无创伤性、无危害，操作简便、快速，对内脏组织结构及病变分辨能力较强，检查费用低的优点。

需要注意的是超声检查肝、胆、胰、脾、胃之前，患者必须禁食 8～12 小时，因为用餐之后胆囊收缩，有些胆囊的疾病就无法检查出来了。而且超声检查容易受气体干扰，如果进食后，一些气体随食物下咽，使肠道气体增加，有些食物也容易产生气体，这些气体在进行超声检查时，限制了声波的穿透，导致图像显示不清晰，从而影响对器官的观察和对病变的判断。

对过度肥胖、大量腹水、腹部胀气的患者，肝、胆、胰腺超声检查显示较差。另外如果发现病变，需要进一步定性诊断，则需要进一步做 CT 或 MRI 检查。

（郑少强）

48. 体检发现肝脏占位要紧吗

经常有患者来询问："医生，我这次体检做 B 超发现了肝脏占位，要紧吗？需要手术吗？"对于这个问题，我们要做具体、客观分析。

首先，肝脏占位最常见的病变是肝囊肿，其次是海绵状血管瘤，这些都是良性病变，可单个发生或者多发，也可以合并存在，一般通过超声检查都能给出明确诊断，或可以通过做增强 CT 或 MRI 进一步明确诊断。这些病变大多进展缓慢，除个别较大的病灶造成局部压迫需要做微创介入治疗外，一般不需要做任何治疗。

如果患者有肝炎后肝硬化病史，近期检查刚发现肝脏占位，那就要做增强 CT 或 MRI 进一步明确是否为原发性肝细胞肝癌，以便能及时治疗。当然肝脏占位还有原发性胆管细胞癌及转移瘤，以及其他少见的良性病变等，这些都需要

做增强 CT 或 MRI 进一步明确诊断。

总的来说，肝脏良性占位一般不需要做任何处理，对恶性肿瘤需要及时进一步治疗。对于少数不能确定性质的占位性病变，需要定期密切随访检查以免遗漏恶性肿瘤的可能。

（郑少强）

49. 肝硬化和肝癌有关系吗

日常生活中，我们经常会听到某某人得了肝硬化，最后又得了肝癌。因此，肝硬化患者常常会有这样的疑问：肝硬化一定会导致肝癌吗？

肝硬化根据其原因不同可分为乙型肝炎所致肝硬化、酒精性肝硬化、血吸虫性肝硬化等类型。目前较为肯定的是酒精性肝硬化、血吸虫性肝硬化一般不会演变为肝癌。

但肝癌患者同时并发肝硬化占 60％～100％，我国肝硬化患者多数由乙型肝炎发展而来，说明肝癌与乙型肝炎病毒密切相关。但这类肝硬化的癌变率为 10％～15％，也就是说大部分肝硬化患者不会发生癌变。很多肝硬化患者担心自己的疾病终有一天会发展成肝癌，以致病急乱投医或是放弃治疗，其实这些想法有些过分担忧。

大量科学研究表明，从急性肝炎发展成肝硬化或肝癌，要经过慢性活动性肝炎阶段。从慢性活动性肝炎发展成肝硬化一般需要一个漫长的过程，从肝硬化转化为肝癌也需一个渐进性演变过程。面对乙型肝炎病毒肝硬化，首先要做积极有效治疗，切忌听之任之。虽然大多数肝硬化患者不会发展到肝癌，但是也需要做好肝癌的预防，定期复查，防患于未然。

（倪　炯）

—— 专家简介 ——

倪　炯

倪炯，医学博士，同济大学附属同济医院医学影像科副主任医师。中华医学会放射学分会青年委员会委员、分子成像专业委员会青年委员，中国研究型医院学会放射专业委员会青年委员。主要从事胸腹部疾病影像诊断及鉴别诊断，心脏分子及功能影像学等研究工作。

50. 影像学能确诊肝癌吗

医学影像学通常根据病变的形态特征，以及病灶内部的密度信息、血流动力学改变等特征诊断疾病。肝癌的影像诊断，可以从病灶的检出以及定性诊断两个层面来理解。

就肝癌病灶的检出率而言，随着影像学技术的不断发展，肝癌病灶的检出率不断提高，直径＞3厘米的病灶检出率几乎为100％。较小的病灶有时存在一定漏检率。

就定性而言，目前诊断肝癌常用的影像检查有超声、CT和MRI等。每一种方法各有优缺点。

对于典型的病例，综合上述检查技术，大多数可以做到术前完全正确诊断。少数非典型病例，术前准确定性诊断仍有一定困难。

（倪　炯）

51. 肝癌手术或介入治疗后一定要影像学随访吗

肝脏就像一个交通枢纽区域，与周围血管互相交通，使肝癌细胞容易发生肝内和肝外转移。因此肝癌手术或介入治疗后存在较大的复发或残留风险。不过，如果能够在早期发现这些复发或残留病灶，则可以及时处理，获得更好的治疗效果。

术后定期影像检查随访，是及时发现这些病灶的最主要手段。首选腹部磁共振检查，可以检查出小于1厘米的癌结节，并且能很好地显示介入治疗后肝癌组织内部的坏死情况。

此外，增强腹部CT也能筛查发现1～3厘米的小肝癌灶。肝癌容易发生肺转移，因此胸部CT检查也非常必要。

对于CT和磁共振都显示不清的病灶，应选择血管内造影检查，可检测出最小直径为0.3厘米的癌灶。通过一系列影像检查随访，医生才可以了解治疗后肿瘤是否出现复发，并及时调整方案。

（严　烁）

52. 为何胆、胰腺肿瘤手术之前一定要做影像检查

胆、胰腺肿瘤起病隐匿,进展快,多数患者发现时已是中晚期,并且该区域解剖结构复杂,涉及腹腔内很多重要的大血管和器官。手术中不仅需要避免伤及这些重要血管,同时还需要重建多个器官间的连接,如胆道、胰腺和消化道的通道。若损伤这些血管和器官,就可能发生大出血及其他严重并发症,甚至危及生命。因此,术前影像检查非常必要。

应用高分辨腹部增强 CT 或磁共振扫描,可以清晰地显示肿瘤的位置、大小、周围血管及早期局部转移情况,并观察正常血管的走形和局部切除肿瘤的根部血管,从而帮助外科医生决定手术方式和判断预后,更大大降低术中患者的出血风险。

（严　烁）

53. 磁共振胰胆管造影有何作用

磁共振胰胆管造影（MRCP）其实是 MRI 对胰胆管系统检查的一个特殊技术。

胆管系统、胰腺管和胆囊是人体中互相连通,输送人体帮助消化的物质（胰腺分泌液和胆汁）至肠道的管道。我们利用 MRI 的某些特殊技术,使这些管道系统清晰显像,可直观观察这些管道是否通畅和有无病变。

MRCP 无创、无放射线辐射、不需要注射造影剂、安全可靠,可以全面了解胆道系统、胰管情况,常用于胰胆管系统疾病诊断,对胰胆管梗阻、狭窄、扩张、结石等病变显示敏感。尤其对梗阻性黄疸者,有助判断梗阻的部位、范围及病理性质,具有较高的敏感性。

特别提醒

有磁共振检查禁忌证的患者（如装有心脏起搏器、体内有金属植入物等）不宜进行 MRCP 检查。

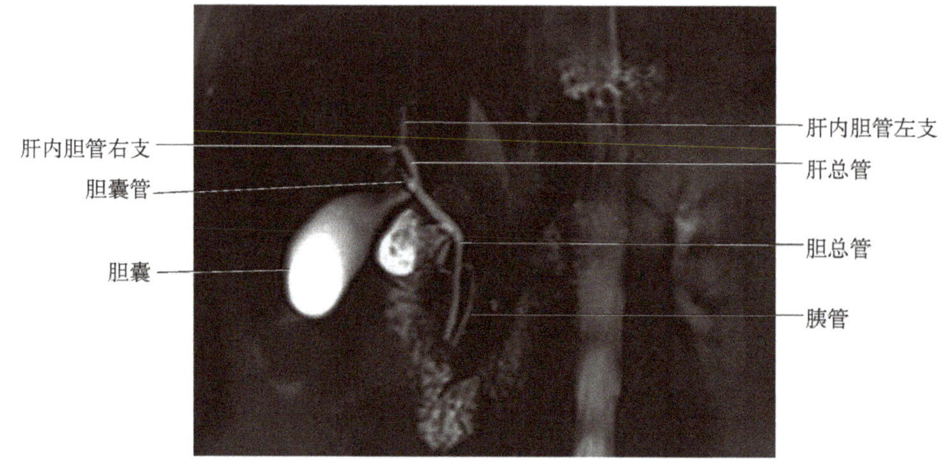

▲ 正常 MRCP 图像

（江　虹）

54. 早期胰腺癌能被发现吗

目前,胰腺癌发病率有不断增高的趋势,据估算,2030 年胰腺癌在全部肿瘤所致死亡的所占比例将上升至第 2 位。由于胰腺深藏在腹腔后部,解剖位置深,早期的胰腺癌很难在触诊时被发现。同时,病变的临床表现较为隐匿。那么,早期胰腺癌能被发现吗?

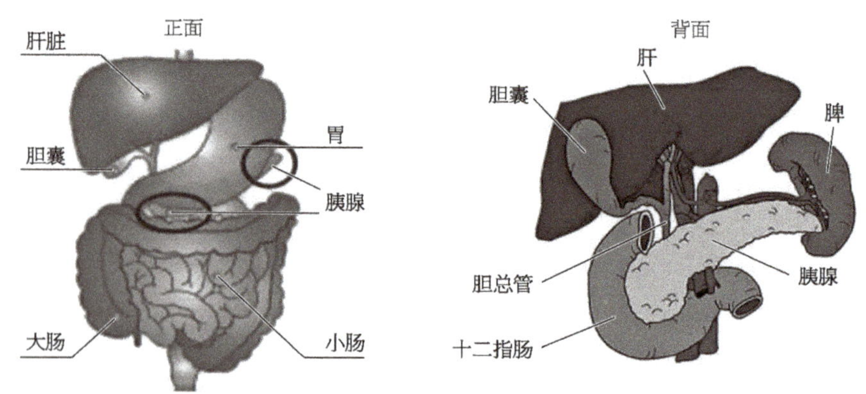

▲从人体正面（左图）看及背面（右图）看,胰腺所处的位置

胰腺癌早期阶段大多数患者没有明显症状和体征，目前肿瘤筛查常用的血液肿瘤标记物测定，在其早期阶段大多也没有异常。迄今为止，医学界尚未找到一个敏感性很高的肿瘤标记物来发现早期胰腺肿瘤。

随着医学影像技术进步，目前多层螺旋 CT 多期、薄层扫描有可能发现早期胰腺肿瘤。研究表明，1 厘米以上的胰腺癌 CT 诊断率为 76％～92％。对于 1 厘米以下的胰腺癌，目前诊断仍然存在一定困难。但是多层螺旋 CT 的多期相扫描结合磁共振技术、PET 正电子发射技术，还是有可能发现小的胰腺癌的。目前来说，定期的影像检查是发现早期胰腺癌的有效方法。

（江　虹）

55. 胰腺囊腺瘤会恶变吗

腹部影像检查后有时会看到"胰腺囊腺瘤"的诊断报告。胰腺囊腺瘤是什么？是良性还是恶性？会癌变吗？

胰腺囊腺瘤是一种少见的胰腺肿瘤，约占胰腺肿瘤的 0.6％。医学病理将其分为浆液性囊腺瘤和黏液性囊腺瘤。浆液性囊腺瘤以女性多见，临床多数患者无明显症状，目前认为是一种良性病变，不存在潜在恶变风险，而且生长较慢。当囊肿直径大于 4 厘米或出现临床症状时，需要进行手术切除。对于囊肿直径小于 4 厘米，没有临床症状者，特别是老年患者，可以临床随访观察。

黏液性囊腺瘤常见于 40～50 岁女性，目前认为是胰腺癌的癌前病变。如果怀疑或者诊断为黏液性囊腺瘤，就要引起高度重视了，应该尽早去医院对症诊治。

（江　虹）

食｜管｜胃｜肠｜肿｜瘤

56. 上消化道钡餐造影检查适用于什么样的食管疾病

上消化道钡餐造影检查是食管疾病诊断中的最重要的影像检查手段，是各种食管疾病的首选临床检查。食管的形态特殊，而 X 线钡餐造影检查可以清晰完整地显示其结构形态及食管的动力学和功能状态，因此上消化道钡餐造影能够比较系统且直观地反映食管疾病的基本情况。

上消化道钡餐造影检查主要适用于食管疾病早期检查和观察食管周围病变与食管的关系，如食管异物、炎症、食管贲门失弛缓症、食管胃静脉曲张、食管肿瘤（食管癌、食管平滑肌瘤、食管间质瘤等）、吞咽不适或吞咽困难，门脉高压症等疾病。同时对于评估食管疾病的治疗效果及判断手术预后等也有较大的作用。

当出现任何食管不适的症状时，应首先选择上消化道钡餐造影检查，医生会根据实际情况做进一步的临床检查和诊治。

（徐学勤）

57. 钡餐检查与 CT 检查，哪种是胃肠道疾病检查的首选方式

钡餐检查与 CT 检查均是胃肠道疾病基本的影像检查技术，有各自的优缺点。

钡餐检查是检查胃肠道腔内病变的最基本的方法。一方面可以显示胃肠道整体形态，可以显示胃肠道结构性病变和黏膜皱襞形态的变化，还可以重点对某一段肠道进行观察，动态观察胃肠道的生理功能变化，这种连续动态观察的优点是其他影像检查方法难以达到的；另一方面，钡餐检查比较简单，而且时间短，患者接受的 X 射线量相对较少，比较适合从未进行过胃肠道影像检查的初诊患者。但钡餐检查前一定要排除禁忌证：静脉曲张大出血、上消化道穿孔、肠道大出血

后一周内、肠梗阻、青光眼及明显心律不齐者禁止做低张力双对比造影（因检查时注射抗胆碱药物）。如有禁忌情况，可采用碘水进行胃肠道造影检查。

CT 对于鉴别疾病的起源、性质及良恶性，评估肿瘤的术前分期及预测手术切除的可能性方面均有较高的价值。同时，CT 检查可获得病变的大小和腔壁增厚的范围及程度，周围脏器的浸润及转移情况，有助于疾病的定性及分期。但是 CT 检查相对辐射剂量较大，一般作为重要的补充检查，对于胃肠道功能性改变的观察不如钡餐检查。

钡剂检查技术目前仍是胃肠道疾病的首选的影像检查方法，CT 有可同时观察胃肠道腔内及腔外情况的优势。如果感到食管或者胃部不适时，可以首选钡餐检查；如若之前患有胃肠道疾病或者疾病进展迅速，则应选择 CT 作为首选检查方法。实际就诊过程中，还是要与医生充分沟通，选择最佳的检查方法。

（徐学勤）

58. 为什么钡餐检查时常进行多种姿势检查

上消化道钡餐检查看似简单，但其中有很多细节是大家所不熟悉的。充分认识钡餐造影检查的基本过程会减少许多不必要的麻烦。

由于胃肠道属于空腔器官，病变会生长在任何位置，常常会因为病变的部位、形态、与周围脏器的关系等原因将病变漏诊。医生在检查过程中常常需要患者改变不同的体位，这是为了使钡剂尽量均匀涂抹于食管及胃黏膜，便于观察钡剂通过食管、胃是否顺利，有无狭窄梗阻、龛影，黏膜柔软度是否正常，食管和胃的形态、轮廓、位置，黏膜皱襞的改变及紧张力、蠕动、排空等功能性改变，从不同角度观察上消化道钡剂通过及蠕动情况，以便临床诊断。

为了尽可能地显示清楚病变，我们要尽可能地配合医生所要求的各种体位进行检查拍摄，从而方便医生选取最佳的图像结果并做出更加准确的诊断。

（丁　蓓）

—— 专家简介 ——

丁　蓓

丁蓓，医学博士，上海交通大学医学院附属瑞金医院放射科副主任医师。对神经系统的影像诊断及功能成像有较系统的学习及研究。

59. 不能耐受胃镜检查者，该采用何种胃肠道影像检查

钡餐造影检查简单、安全、可靠，患者基本不会感到痛苦，不仅可以显示胃肠道的整体轮廓，确定病变位置，还可以观察胃肠道黏膜的细微结构，发现小溃疡、小息肉，对于多数病变尤其是肿瘤的早期诊断具有重要价值，是胃肠道疾病的首选检查方法。在一般情况尚可的条件下，我们应首选 X 线胃肠道钡餐检查。

CT 检查的优势也非常显著，对于高度怀疑或确诊为肿瘤的患者或体弱不能独立配合钡餐体位检查要求者，建议行 CT 检查，CT 检查可显示消化道管壁增厚的情况、肿瘤向管壁外侵袭的程度、腹腔和相邻脏器有无受侵、腹腔及腹膜后脏器有无转移等，为临床诊断及综合治疗提供依据。

如果是非肿瘤性病变或者功能学病变，可以首选 X 线钡餐检查，如果是肿瘤病变或者肿瘤术后检查，那应该选择 CT 检查。但两种检查并没有绝对的优劣，还是要根据患者的身体状况及疾病特点进行选择。

（丁 蓓）

60. 什么样的胃部疾病可进行上消化道钡餐造影检查

上消化道钡餐造影检查是胃部病变的首选影像检查方法，通过口服造影剂后运用 X 线检查，可以清晰地显示钡餐进入食道、胃的全过程，根据钡餐在胃黏膜的涂布情况辨别胃、十二指肠病变。上消化道钡餐造影检查可观察胃的形态、轮廓、位置，胃黏膜皱襞的改变，及紧张力、蠕动、排空等功能性改变，可对胃炎、胃下垂、胃溃疡、胃癌、胃黏膜脱垂症等疾病进行诊断。钡餐检查对上消化道病变检查的准确率较高，仅次于胃镜检查，但两者具有互补性。

随着钡餐造影技术的不断发展，气钡造影技术在临床广泛运用，可以更清晰地显示黏膜细微结构，可以进行早期胃癌筛查，也可以对胃癌术后进行检查，辨别是否有吻合口狭窄等，成为难以进行胃镜检查患者的重要检查手段。

总的来说，绝大部分的胃部疾病均可以采用上消化道钡餐造影检查，但钡餐

检查并不适用于每一种疾病的诊断，实际工作中还需要根据具体情况来决定。

（方文强）

—— 专家简介 ——

方文强

　　方文强，医学硕士，上海交通大学医学院附属瑞金医院放射诊断教研室副主任，主任医师。具有丰富的临床经验，擅长内分泌系统（垂体、甲状腺、肾上腺、胰腺）疾病、头颈部疾病、五官疾病和胸腹部疾病的影像诊断。

61. 儿童可以进行胃肠道钡餐检查吗

　　一般情况下，并不建议儿童进行胃肠道钡餐 X 线检查。但实际工作中，有些情况下对儿童进行胃肠道影像检查是不可避免的。大家往往对 X 线检查存在一定的误解，认为检查时的 X 线辐射会给人带来危害甚至会引起白血病，这是没有科学依据的。虽然 X 线检查存在一定的辐射，但是随着技术的进步以及保护措施的完善，儿童完全可以安全地进行 X 线检查。

　　由于儿童的消化道管腔较为狭小，管壁较薄，同时儿童的配合度比较差，故内镜不适宜作为首选对儿童进行检查。而钡餐检查简便易行，且无创伤性，是消化道溃疡的主要诊查手段。胃肠道钡餐 X 线检查可以显示食管及胃的形态及动力学特征，同时对一些胃肠道的先天性疾病也有比较好的诊断能力，是儿童胃肠道疾病检查的重要方式。

　　医护人员会尽量缩短 X 线检查的辐射剂量及检查时间，并且会妥善解决儿童的辐射防护问题，对于性腺等重要器官均给予防辐射的保护。同时，在检查时也需要家长的配合，有些情况下可能需要家长陪同孩子一起完成最终的检查。检查结束后，让儿童饮用适量的水并配以一些润肠的食物或饮料，钡剂即可顺利排出。

（方文强）

62. 不做钡餐检查，只进行胃镜检查可以吗

　　胃镜和钡餐检查就像辅助于临床的"两兄弟"，多数情况下，谁也离不开谁。尽管钡餐检出率稍低，在很多情况下只是辅助于胃镜的检查，但是钡餐检查有其

特有的优势。在目前临床应用中，其价值不可小觑。

X线钡餐检查通过观察消化道的形态、蠕动、柔韧度及运动功能等情况，了解病变的部位、大小、范围、深度等。对胃镜不能进入的狭窄部位，稀释的钡剂大多能通过，或者使闭锁盲端显示清楚，因此X线钡餐比胃镜更能反映狭窄或闭锁部位的内部结构。随着X线钡餐检查技术的进步，气钡双对比造影可显示黏膜的细微结构，对早期胃癌的诊断具有重要价值，对胃部疾病患者的诊断准确率可接近胃镜。

钡餐是测定胃功能的有效实用方法，且对观察胃肠吻合口是否狭窄等胃、食管术后改变具有明显的优越性，目前没有任何一种检查方法可以完全替代钡餐对胃肠功能的观察。

在实际工作中，即使有了胃镜的诊断结果，也有必要行X线钡餐检查，特别是对外科手术前的患者，需了解病灶的部位、范围，确定手术方案、切除范围，从而更好地提高手术质量。另外临床上怀疑婴幼儿消化道先天性发育畸形，应首选X线钡餐检查，因为婴幼儿的消化道管腔较为狭小、管壁薄，内镜不宜对婴幼儿检查。同时钡餐造影检查相对于胃镜检查，基本不会对患者造成痛苦与不适。

在临床工作中还是应该根据实际情况充分利用两者的长处，相互取长补短，通过两者之间相互配合，不仅可以提高诊断准确率，获取更多的诊断信息，也为临床治疗方案的选择提供更详细的依据。

（杜联军）

—— 专家简介 ——

杜联军

杜联军，医学博士，上海交通大学医学院附属瑞金医院放射科副主任医师。上海市医学会放射学专科分会骨肌学组成员，上海市中西医结合学会放射学分会骨组成员。擅长骨肌系统疾病，如骨肿瘤、运动损伤等影像诊断，骨关节肿瘤穿刺活检，骨肉瘤MRI分期，骨肉瘤化疗评估、关节造影技术等。

63. 食管严重梗阻的患者该如何进行胃肠道影像检查

食管癌在消化系统癌中居首位，对食管癌的影像检查方法的综合应用，能够为临床治疗提供更多的信息。对于晚期食管癌的患者，尤其是中老年人或者有心肺疾病的患者，由于食管的狭窄梗阻，胃镜检查会给患者带来极大的痛苦，甚至造成出血、穿孔等不良后果，这个时候影像检查对于临床诊疗就显得尤为重要了。

通常情况下，当患者一旦发现有食管不适等临床症状时，应首先进行 X 线钡餐检查。X 线钡餐造影能明确食管病变的解剖部位、性质、范围，可以看到食管的基本走向及活动度，从而帮助判断手术切除的可行性，不过对于晚期食管癌转移浸润的情况无法判断。

此时 CT 扫描就显示了它的优势，CT 不仅能显示食管癌的大小范围、和周围组织的关系，还能显示癌细胞有无远处转移征象，这对食管癌的正确分期起到了很大的作用。而 CT 对于软组织肿块及其周围组织侵犯，还有纵隔淋巴结肿大均有较好的显示能力，对临床分期、术前诊断、预后及制订手术方案能提供良好的影像信息。

临床工作中应该根据实际情况选择最合适的检查方法，既可以满足临床诊断的要求，又可以最大限度减少对患者的伤害。

（杜联军）

64. 对于胃癌患者，CT 可以取代钡餐检查吗

近年来，随着医学的不断发展，CT 的诊断技术也在日益完善，螺旋 CT 检查已广泛应用在胃癌的检查中，准确率及可靠性均有明显提高，螺旋 CT 检查能对胃癌病变组织进行准确的定性及定位，并且能对患者的预后和手术治疗效果进行准确判断。

CT 技术较钡餐检查在某些方面有很大的优势。首先，患者的呼吸运动及胃肠道蠕动在 CT 检查中对结果基本不会造成影响。其次，CT 不需要吞饮钡剂，通常情况下只需要饮用一定量的水即可。最重要的是，CT 检查能判断胃癌浸润的深度和范围，还可以发现腔外肿块、淋巴结、远处脏器转移和腹膜、网膜种植转移。

CT 诊断在确定肿瘤部位、大小及胃癌的分级分期方面显示了极为突出的优势，从而可以帮助医生对疾病的发展做出正确的判断，以便制订相应的治疗方案。CT 检查基本可适用于各年龄段人群，对于严重心肺疾病者、孕妇及先天畸形者也适用。

但是钡餐检查依然很重要。钡餐检查可观察胃肠道轮廓、形态及功能,是诊断功能性改变的首选方法。对于大多数向腔内生长的肿块均可做出正确诊断,但对黏膜轻微异常和微小病灶的诊断较困难,对于早期胃癌容易漏诊。

事实上,X 线钡餐、CT 均是胃癌诊断的主要手段,在临床工作中应充分利用两种检查,取长补短,为患者找到最佳的治疗方案。

（宋　琦）

—— 专家简介 ——

宋　琦

宋琦,上海交通大学医学院附属瑞金医院放射科副主任,副主任医师,医学博士,上海市放射诊断质量控制中心秘书,上海市黄浦区卫生和计划生育委员会放射学组成员及质控专家。长期从事医学影像诊断和研究工作,擅长腹部疾病的 CT 和 MRI 诊断。

65. 胃癌 CT 检查前应做好哪些准备

CT 检查已成为医疗诊断中不可或缺的检查方式,而胃部 CT 扫描凭借其特有的优势,已成为胃癌诊断中最重要的影像手段。但要真正做到一次标准合格的胃癌 CT 检查与诊断,还是有许多的注意事项,其中检查前的准备就显得尤为重要。

检查前需要嘱咐患者禁食 6～8 小时,从而尽可能地将胃内容物排空,降低胃内容物对成像及诊断的干扰。通常情况下医生还会肌内注射盐酸山莨菪碱来降低胃肠道的蠕动,注射前一定要询问患者有无药物禁忌证,注射量根据患者体重为宜,一般为 15～20 毫克。接下来使用对比剂将胃部充盈,从而便于胃部轮廓结构显示得更加饱满,一般选用液体对比剂(水,牛奶,阳性对比剂)共 800～1 200 毫升分次服下。

同时,在检查前需要根据可能的病变部位选择合适的扫描体位,贲门及胃底部的病变采取仰卧位,胃体部及胃窦部的病变则取右侧卧位。在检查前,一定要与患者取得充分的沟通,做好患者的吸气与屏气训练。

完成一次合格的胃癌 CT 检查,需要患者与医生共同配合,协调合作,才能真正为患者及临床医生提供最佳的诊疗信息。

（宋　琦）

66. 对于胃癌患者，MRI 检查有什么优势

随着医疗知识的普及，检查辐射的问题已被越来越多的患者所了解与重视，因此选择合适的检查方式显得尤为重要。

MRI 较 X 线、CT 等检查扫描方式而言，最大的优势就是不存在放射线辐射损害，无论是孕妇、儿童均可接受 MRI 检查，对胎儿也无任何不良影响；其次，MRI 对软组织的分辨力较高，能更好地发现小病灶，利用 MRI 减影技术，多序列、全方位成像能较好显示胃的全貌，准确判断癌肿对胃壁及周围组织器官的侵犯情况；再则，MRI 能敏感地检查出组织成分中水含量变化，显示新陈代谢信息的变化，故而能为一些早期病变提供诊断依据。

对于那些无法进行 CT 检查的胃癌患者（如妊娠、对 CT 造影剂过敏或者肾功能不全），不适于或不能做胃镜检查的胃癌患者，MRI 检查可作为 CT 检查有效的补充手段。

虽然 MRI 看似很高端，但并不能认为 MRI 检查就是最好的。事实上，现阶段 MRI 并不是胃癌患者的首选检查方式，临床工作中对于胃癌的检查还是需要根据实际情况来选取最佳的方式。

（凌华威）

—— 专家简介 ——

凌华威

凌华威，医学博士，上海交通大学医学院附属瑞金医院放射科行政副主任，主任医师。现担任上海市医学会放射学专科分会神经组副组长。擅长神经系统、眼耳鼻喉系统、血管性病变及血管介入影像诊断和治疗。

67. 胃癌患者做 CT 检查时有必要"打药"吗

许多患者常常会对 CT 检查时的"打药"过程存在疑惑。事实上，"打药"是 CT 增强扫描的前期步骤，而 CT 增强扫描属于 CT 检查的一种。对于胃癌来说，CT 检查一定要包括增强扫描。

胃部的病灶与周围组织密度往往比较相近，CT 普通扫描并不能明确病灶与周围组织的界限，并且肿瘤组织多为富血供病变，增强扫描可以使肿瘤组织与

正常组织的对比度增加，从而使病灶显影更加清晰；同理，转移淋巴结及远处转移病灶都具有丰富的血液供应，应用造影剂后较容易判断是否存在淋巴结转移及远处转移。另外，CT 增强扫描可以非常明显地显示病变与血管之间的关系，对于需要手术的胃癌患者，通过术前增强 CT 检查来观察病灶与周围组织及血管的关系、淋巴结转移及远处转移情况，利于医生判断病情、制订下一步治疗方案。

对于实在无法完成检查的 CT 造影剂过敏者，可通过 X 线钡餐检查或者 MRI 扫描来替代，两者均可以在判断癌灶范围等方面提供某种信息。碘过敏者虽无法进行 CT 增强扫描检查，但是普通 CT 检查还是可以进行的，再配以其他两种检查方法，依旧可以给予患者较为准确的诊断。

（凌华威）

68. 为什么胃镜确诊胃癌后还要做 CT 检查

目前胃癌确诊的主要方式是胃镜检查，通过胃镜可以取组织活检并进行相关组织学检测，但这并不代表胃镜就是万能的，它也有很多局限性。即使确诊了胃癌，接下来对于胃癌的进展程度、转移情况、术前分期等问题，也必须要影像检查技术的支持。

胃镜看到的只是内部的结构，即使胃镜已经提供了疾病诊断的依据，还是需要借助 CT 检查来进行胃癌术前病情进展的评估。CT 能较全面地显示胃癌病灶的部位、大小、形态、侵犯范围等，为临床分期诊断提供可靠的参考依据。因此，CT 为术前的必备检查，它既可以了解区域淋巴结的情况，又可以观察到腔外是否受侵及远处转移情况，还可以显示病变与血管之间的关系，利于临床医生判断病情、制订下一步治疗方案。

在实际诊疗过程中，医生往往会在患者的胃镜检查结束后嘱咐患者进一步行 CT 检查，希望广大患者可以积极配合，从而帮助医生做出最佳的诊断结果。

（柴维敏）

—— 专家简介 ——

柴维敏

柴维敏，医学博士，上海交通大学医学院附属瑞金医院放射科行政副主任，副主任医师，上海市医学会放射学专科分会乳腺学组副组长，上海市中西医结合学会医学影像分会乳腺妇儿学组委员，上海市抗癌学会影像专业委员会乳腺学组委员，上海交通大学医学院附属瑞金医院乳腺疾病诊治中心、胰腺疾病诊治中心多学科团队专家。

69. PET-CT 对胃癌患者的优势有哪些

　　PET-CT 是一种高端的影像检查技术，有着非常独特的优势。从名字就可以看出，PET-CT 并不是单一的检查手段，它是 PET 与 CT 扫描的结合，两种技术优势互补，真正做到了形态学与功能学的结合与展示。

　　PET-CT 对于早期胃癌诊断准确性可达 80% 以上。PET-CT 可进行全身检查，所需时间较短。相较于 CT、MRI 等根据淋巴结大小判断肿瘤是否有转移的检查方法，PET-CT 有其独到的优势，PET 可以通过氟代脱氧葡萄糖(FDG)的异常摄取来检出远处淋巴结，其准确性较 CT 和 MRI 明显提高。胃癌放化疗后短时间内，肿瘤病灶的体积和形态可能改变不大，而 PET-CT 可以清楚地显示治疗后病灶的改变，从而客观反映疗效；胃癌术后也可以依靠 PET-CT 检查判断有无胃癌复发或转移。

　　PET-CT 这项检查技术可以帮助医生了解肿瘤的活性状态，判断肿瘤细胞是"充满活力"还是"奄奄一息"，同时还可以判断治疗效果及有无可能发生转移及复发，可以说对胃癌患者的整个诊治过程均可以起到相关的帮助作用。随着 PET-CT 的推广和普及，它将成为胃癌检查中不可或缺的一部分。

（张　欢）

—— 专家简介 ——

张　欢

　　张欢，医学博士，上海交通大学医学院附属瑞金医院放射科主任医师。上海市医学会放射学专科分会青年委员、腹部学组副组长，中华医学会放射学分会青年委员会和腹部专业委员会委员。长期从事胃肠道影像诊断研究，具有丰富的临床经验。

70. 胃癌术后应该采用何种影像检查

　　胃癌术后严密随诊可尽早发现术后并发症、肿瘤复发及转移性病变，术后判断有无复发和转移对制订治疗方案至关重要。

胃癌术后影像检查随诊的难点在于鉴别术后改变与肿瘤复发，因此复查中多方面配合其他影像检查手段十分必要。胃癌术后早期 X 线钡餐检查可以了解吻合口是否通畅，有无吻合口瘘等术后并发症。但 X 线钡餐造影难以了解残胃复发癌胃壁浸润深度、与周围组织毗邻关系及其他脏器、淋巴结的转移等。

CT、MRI 以及 PET-CT 检查主要用于观察胃周围改变及腹腔有无淋巴结、远处脏器是否有转移，但如何选择还是应根据具体情况进行分析。CT 可以比较全面、准确地检测胃癌术后复发，尤其是在 TNM 分期（肿瘤分期系统）上有明显的优势，但对于肿瘤局部复发的诊断存在一定假阳性。MRI 可较好地显示残胃壁及吻合口胃壁的厚度，准确判断肿瘤浸润深度、范围及与周围组织毗邻关系、是否有淋巴结和腹腔内脏器转移等，对指导临床选择手术方案或综合治疗、提高胃癌术后生存率具有重要的临床意义。其不足之处是不能观察胃壁的蠕动，在观察胃壁的柔软度和黏膜纠集方面有一定的局限，且对小的种植灶显示不佳。

PET-CT 检查与传统影像检查方法相比，不仅能观察术后局部复发，还可以更早期、更全面发现远处转移病灶。因此，PET-CT 在治疗后无症状患者的监测中发挥更大的作用。但应注意的是，PET-CT 对小病灶、炎性病灶、低分化腺癌及印戒细胞癌的诊断有局限性，因此应密切结合病史、其他检查及影像学资料，以提高其检测胃癌术后复发或转移的准确性。

胃癌术后的检查方法的选择，绝对不是单一的决断，而是多种方法的配合，只有通过多种方式的结合，扬长避短，才可以真正做到对疾病完整、系统的诊断。

（张　欢）

71. 为什么诊断结肠癌不做 MRI 检查

李阿姨最近大便习惯改变，并伴大便隐血试验阳性，医生需要排查有没有结肠癌的可能，于是建议她做肠镜及 CT 检查。李阿姨既怕做肠镜又怕 CT 有辐射，于是问医生为什么不用 MRI 检查呢？

MRI 检查既没有辐射又没有痛苦，确实有许多优越性，但并不是所有脏器的检查都适合。比如结肠 MRI 检查可以显示肠壁的层次,对判断肿瘤侵犯程度和淋巴结转移有独特的优势,但 MRI 对呼吸运动敏感。盲肠、升结肠、结肠肝曲、横结肠、结肠脾区、降结肠、乙状结肠由于腹部的呼吸运动的影响,MRI 检查并不是首选;而对于直肠癌,由于直肠相对位置固定,可以首选 MRI 检查。如果是需要筛查是否存在结肠癌,目前诊断的金标准还是肠镜下进行组织的活检。在影像检查中,由于尚不明确具体的疾病的部位,因此建议进行 CT 检查。

（朱　琼）

—— 专家简介 ——
朱　琼

朱琼,上海中医药大学附属曙光医院放射科副主任医师。上海市医学会放射学专科分会妇儿学组委员。擅长泌尿生殖系统疾病的影像诊断。

72. 肠癌患者做 CT 检查,为什么需要"打药水"

肠镜结果已经确诊肠癌,医生进行 CT 检查是为了观察肿瘤对肠壁侵犯的深度及对邻近器官的累及。患者常咨询医生为什么需要"打药水"做 CT 增强扫描。

常规的 CT 检查分为普通 CT 扫描和增强 CT 扫描两种,普通 CT 扫描是指不用静脉注射对比剂的扫描,即 CT 平扫。增强 CT 扫描则需静脉注射对比剂。很多患者对此感到疑惑不解,为什么有的 CT 检查需做增强扫描? 它的检查目的和意义是什么呢?

其实 CT 增强扫描是 CT 检查的常用手段,它是在静脉内注射一定剂量的含碘对比剂后进行 CT 扫描检查的方法。注射对比剂增强的目的是增强病灶、血管与周围组织的对比,以利于发现病灶或更清晰地显示病灶的范围和性质,对病变的定性诊断提供有价值的信息。

CT 平扫虽然能够发现一些病变,甚至可以诊断一些疾病,但对于肿瘤患者,CT 平扫不能准确地判断病灶的范围和分期情况,甚至有可能无法发现一些细小的病变。因此肠癌患者需要做 CT 增强扫描。

（朱　琼）

73. 肠镜确诊结肠癌，为什么要做肺部 CT 检查

老张在医院做了肠镜检查，确诊是结肠癌。他拿着报告去看医生，结果医生让他去做肺部 CT 检查。他感到很疑惑：明明是肠道问题，为什么要去检查肺部呢？会不会医生搞错了呢？是不是乱开检查、乱收费啊？

结肠癌患者做肺部 CT 是为了明确肿瘤有没有转移到肺部。肠道肿瘤在生长过程中会侵犯肠壁的血管，肿瘤组织会通过破坏的血管进入血液循环，转移到肠道以外的其他脏器。

肺部就是肠癌常见的血行转移部位之一，约有 15％ 的肠癌患者会发生肺部转移，仅次于肝脏。有没有肺部的转移，会影响肠癌患者下一步治疗方案的选择，因此肠癌患者进行肺部 CT 检查是非常有必要的。

（朱　琼）

74. 结肠癌患者为什么要做腹部增强 CT 检查

谢老师近半年经常感到乏力，体重减轻了很多，大便习惯也和以前不一样。他健康意识比较强，到医院做了纤维结肠镜检查，病理结果证实是升结肠癌，准备进行手术手术治疗。术前，医生安排他做了上、下腹部增强 CT 及其他相关检查。

进行上腹部增强 CT 检查的原因有以下几个方面：结肠镜检查反映的是肠黏膜表面的病变情况，术前医生还需了解肠腔外病灶生长和浸润情况；肠癌

具有局部浸润和向其他脏器转移的生物学特性,癌细胞会通过血液循环或淋巴液循环向其他脏器转移扩散,因此医生术前还需了解癌细胞有无其他重要脏器转移和淋巴结转移,从而对肠癌进行术前评估及分期,制订手术方案。

那为什么还必须做下腹部增强 CT? 我们知道人体内肠道的淋巴液回流最丰富,一方面,当患了肠癌,最早发生转移的方式是通过淋巴结转移,手术切除癌灶的同时必须对周围及腹腔淋巴结彻底清扫,因此术前了解全腹淋巴结转移情况非常必要。另一方面,下腹部及盆腔内分布较多空腔的肠管、输尿管及血管,这些器官一旦受肿瘤压迫极易引起梗阻或积水,需 CT 检查及早发现肿瘤是否累及或转移到这些脏器,为手术方式的选择提供重要信息,这样手术成功的概率才更大。

（姜宏宁）

—— 专家简介 ——

姜宏宁

姜宏宁,上海中医药大学附属曙光医院放射科主任医师。上海市医学会放射学专科分会头颈学组委员。长期从事影像学临床、教学一线工作。

75. 如何诊断肠癌有没有淋巴结转移

淋巴系统是癌症转移的 3 种方式之一,癌细胞发生了淋巴系统转移时,治疗方案和手术方案需要进行调整。CT 和 MRI 是临床上常用的 2 种判断淋巴结转移的影像学手段。

CT 能够显示扫描区域内的淋巴结,诊断淋巴结转移方面主要依赖于淋巴结的大小、淋巴结的形态等指标,但目前尚无判断淋巴结转移的统一标准,因此 CT 在诊断淋巴结转移方面敏感性及特异性低。

近年来磁共振弥散加权序列(DWI)的应用,为诊断肠癌淋巴结转移提供了一项新的手段。DWI 通过观察微观水分子的扩散现象进行成像。在均质的水中,水分子的流动扩散是一种完全随机的热运动。但在人体组织中,由于存在各种各样的屏障物,水分子的自由扩散活动就会受到影响。与正常淋巴结比较,转移的淋巴结往往具有更高的细胞密度,也就更加限制水在细胞间的运动,使得水分子弥散受限,在 DWI 中表现为高信号。

弥散加权序列有两方面优势：①腹部、盆腔有许多脏器，还有许多小血管，弥散加权序列能够直观地显示出小淋巴结，便于医生发现小淋巴结；②有助于判断淋巴结是否为转移性淋巴结，这是 MRI 成像独特的优势。

在判断肠癌有无淋巴结转移这个问题上，MRI 检查是优于 CT 检查的。

（姜宏宁）

76. 结肠癌手术前为什么还要做 CT 检查

生活实例

毛阿姨最近大便有血，在医院进行肠镜检查，证实是结肠癌。毛阿姨想做手术，不过医生告诉她还是得进行 CT 检查才能决定是否可以做手术。毛阿姨想不通了：都已经证实是结肠癌了，不尽快做手术却要做 CT 检查，这不是耽误时间嘛！

肠道就像是一根管道，肠镜只能看到管道里面的肿瘤，无法看到肿瘤侵犯到管壁的深度，也没有办法判断肿瘤是否累及邻近器官，远处脏器是否有转移。而侵犯肠道深度、对邻近器官的侵犯情况、是否有远处转移决定了要采用的治疗方法。

手术前做 CT 检查主要是为了选择适合的治疗方式，这样对于保证良好的治疗效果是非常有意义的。

（谭文莉）

—— 专家简介 ——

谭文莉

谭文莉，上海中医药大学附属曙光医院放射科副主任，副主任医师。上海市中西医结合学会影像医学专业委员会委员及秘书，上海市浦东新区医学会放射诊断专业委员会委员，上海市医学会放射学专科分会骨肌学组委员。擅长中枢神经系统疾病诊断及血氧水平依赖功能磁共振成像研究。

77. 怀疑结肠癌应该选什么影像检查

结肠癌是一个笼统的概念，字面的理解就是结肠的癌症，而结肠又根据所处位置的不同，分为盲肠、升结肠、横结肠、降结肠、乙状结肠和直肠。对不同节段的结肠癌，选择的影像检查方法有所不同，因此要根据发生肿瘤的肠道位置来选择影像检查。

目前用于结肠癌检查的影像学方法有气钡双重造影、CT、虚拟结肠镜、MRI和 PET-CT。

气钡双重造影主要了解结肠癌的解剖位置，病灶的大体形态，肠腔狭窄情况等。

CT 及虚拟结肠镜可以了解结肠肠腔内外的病变情况，同时扫描快、扫描范围广，对呼吸运动不敏感。

MRI 可以显示肠壁的层次，对判断肿瘤侵犯程度和淋巴结转移有独特的优势，但对呼吸运动敏感。

盲肠、升结肠、结肠肝曲、横结肠、结肠脾区、降结肠、乙状结肠由于腹部的呼吸运动的影响，首选的影像检查为 CT 检查。直肠的相对位置固定，最好的影像检查方法是 MRI。

PET-CT 可以全身成像，对于诊断结肠癌原发病灶很少采用，主要用于怀疑存在远处转移，或转移灶不止一处时，全身成像可以了解各个部位的情况。

（谭文莉）

78. 如何选择小肠癌的影像检查方法

小肠是胃肠道中最长的一段管道，它弯弯曲曲，活动度大，可分为十二指肠、空肠和回肠。小肠癌的诊断一直是一个难点，因其引起的临床症状轻微或无特异性，很难早期诊断。

近年来采用的胶囊内镜只能观察腔内情况，容易在管腔狭窄处嵌顿，且价格昂贵，故其在不少小肠疾病的诊断中应用受限。影像学中有助于诊断小肠癌的检查方法有传统的口服钡剂小肠造影、小肠插管灌肠、多层螺旋 CT 小肠造影（MDCTE）、磁共振成像小肠造影（MRE）。

无论口服钡剂小肠造影还是小肠插管灌肠，仅能显示肠壁黏膜和肠管形态，也就是说显示小肠的内面情况，无法显示病灶向外的侵犯情况，而且病变检出率低、灵敏度不高。

最近的研究显示 CT、MRI 在显示小肠肿瘤方面有很明显的优势。MDCTE 的优点在于检查时间短，一般 64 排以上 CT 完成 MDCTE 的时间为 10～15 秒；相对费用低；CT 成像的空间分辨率高。扫描时间短就意味着患者需要屏气的时间短，检查者更容易配合。

而 MRE 优点在于软组织对比较好，静脉注射磁共振的对比剂后扫描利于病灶检出，而且可以更好地对小肠肿瘤定性，确定小肠肿瘤的本质。不过 MRE 也存在一定的缺点，如若采用薄层扫描，其产生的信号较差，信噪比较低，空间分辨率低于 CT。同时 MRE 的缺点还包括检查时间较长，完成一次 MRE 检查大约需要 20 分钟。因此，对于小肠癌的患者，如果患者一般情况好，比较配合，可选用 MRE 检查，如果患者不能配合屏气，建议进行 MDCTE 检查。

（谭文莉）

79. 肠梗阻与结肠癌有什么关系

小王好几天没有排大便了，今天一天都没有放屁，感觉肚子又胀又痛，来到医院看病。医生问诊后怀疑是肠梗阻，建议做 CT 检查了解一下腹腔内肠道的具体情况。小王拿到放射科的报告被吓了一大跳，报告上提示肠梗阻的诊断，还说结肠肠壁增厚，怀疑是结肠癌。这是怎么回事呢？

肠梗阻就如同家里的下水道被脏东西堵住，上面的水下不去。肠道里的这个"脏东西"就是结肠肿瘤，结肠肿瘤向肠腔内生长，把肠腔堵住，上面的小肠和近端的结肠就发生肠梗阻。

总而言之，肠梗阻是结肠癌引起的症状，而结肠癌是肠梗阻的原因。

（谭文莉）

80. 直肠癌术前为什么要做 MRI 检查

直肠癌的确诊，主要是通过肠镜检查获得病理组织标本，通过病理学检查获得确切的诊断。但是肠镜取得的标本量比较有限，同时肠镜仅能观察直肠内面也就是黏膜表面的病变，对于病灶侵犯深度、对周围组织侵犯情况、淋巴结转移等方面是无法提供信息的。

直肠癌确诊后，医生会进一步进行检查，以获得有关肿瘤浸润深度、淋巴结转移及远处血行转移的信息。

直肠在盆腔内位置相对固定，不受呼吸运动影响，磁共振检查可以获得理想的图像。磁共振成像的软组织对比度好，可以显示直肠黏膜层、肌肉层及周围脂肪间隙，同时磁共振检查的一些技术对于判断病灶周围淋巴结是否发生转移有独特的价值。

因此对于直肠癌的病例，推荐使用 MRI 检查判断肿瘤的分期，而肿瘤的分期情况决定了患者即将接受的治疗方式的不同。比如仅侵犯直肠黏膜下层的 T1 期患者，可以通过经肛门局部切除手术、内镜微创手术等进行治疗；如果肿瘤侵犯了直肠肌层或延伸至浆膜下层，可以进行全直肠系膜切除术；但如果肿瘤穿透浆膜或直接侵犯其他器官和组织结构，就需要术前长时间的放疗或化疗降低 T 分期，然后再进行全直肠系膜切除术。

（谭文莉）

81. 直肠癌患者做 MRI 检查需要准备什么

目前直肠癌术前分期 MRI 检查已在多家医院开展，很多患者不知道需要准备些什么。其实需要准备的内容包括两方面，一方面是进行任何磁共振检查都需要准备的事项，另一方面是进行直肠 MRI 检查所特需的准备事项。

进行任何磁共振检查都需要准备的事项包括：确认体内无进行磁共振检查的禁忌物品，如心脏起搏器、人工耳蜗等，以及确保身体外衣物内无铁磁性物体，如发卡、硬币、手表、手机、磁卡等。

进行直肠 MRI 检查所特需的肠道准备包括：①检查前一天进食粥、糊、面等易消化的食物；②在 MRI 检查前约 2 小时，给予患者水灌肠清洗直肠；③检查前 30 分钟给予肌内注射肠道解痉剂山莨菪碱注射液，以降低检查过程中因肠道蠕动而造成的运动伪影。

不过，关于直肠进行 MRI 检查的肠道准备尚未有一致性标准，也有一些医院并不进行特殊的肠道准备，仅需按照进行常规 MRI 检查的方法，如去除金属物体等。

（谭文莉）

82. 肠癌术后 CT 提示吻合口肠壁增厚，是复发吗

王阿姨在肠癌手术完成后进行 CT 复查，提示吻合口肠壁增厚。她很担心是复发了，每天郁郁寡欢，也不敢去看医生，很怕证实自己肿瘤复发的情况。她的爱人鼓励她，刚刚做完手术，也许不是复发呢？即使是复发，积极治疗也是很重要的。于是在爱人的劝说下，两人到医院进行咨询。

肠癌术后术区肉芽组织修复、炎性反应等多种情况，CT 均可提示吻合口肠壁增厚，尤其是做完手术不久，以肉芽组织修复吻合口的可能性最大。此外，CT 对于肠壁增厚的判断并不是金标准，对吻合口的情况进行肠镜检查才能确诊是否为肿瘤复发。

对这类患者，医生一般建议，进一步进行肠镜检查，观察一下吻合口的具体情况，如果有必要可以进行活检和病理学检查，以明确诊断。

（谭文莉）

83. 肠癌术后为什么要定期影像学复查

众所周知，在患者身体状况允许的情况下，通常会考虑选择手术进行肠癌的相关治疗，那么手术切除病灶后是不是就可以放松警惕了？当然不能。我国肠癌术后复发转移率高达 50％，其中超过 90％ 的复发转移发生在术后 2～3 年，5

年以后发生的概率较低。

目前癌症的复发转移机制尚不明确，手术切除的病理标本及术前的影像检查无转移，并不能保证手术后不发生复发和转移，因此定期复查是及早发现的有效手段。早期发现复发转移的病灶，早期进行治疗是延长生存期的有效办法。

那么复查哪些部位呢？主要是肠癌容易复发、转移的脏器。肠癌的吻合口及周围组织往往是复发的常见部位，同时肠癌可以通过血液系统、淋巴系统进行全身的转移，也可进行腹腔的种植转移。血行转移的常见目标脏器依次为肝、肺、脑、骨等组织，淋巴系统转移往往发生于肿瘤原发病灶的引流区域，腹腔种植转移往往发生于腹腔内位置比较低的腹膜上。这些易发生复发转移的部位就是进行影像检查的主要部位，即腹部、肺部、盆腔。

对于影像检查，推荐每年检查一次，但是在实际临床过程中，一般前 2 年每 3 个月复查 B 超一次，每 6 个月复查 CT 一次，积极的影像学复查对早期发现肿瘤的复发和转移具有重要意义。

影像检查的选择主要是取决于需要观察的器官。肠癌常见的复发转移方式有以下四种。

（1）肿瘤原发部位的复发：可以采用肠镜观察吻合口的情况，同时进行 CT 检查了解肠黏膜下及周围情况。

（2）血行转移：最常见器官为肝脏，可采用超声、CT 及 MRI 检查，考虑到 CT 的辐射剂量，建议进行超声或 MRI 检查。第二常见的器官为肺，由于肺内含有较多空气，MRI 检查无法发现细小的病变，因此 CT 是肺部检查的首选检查方法。

（3）淋巴结转移：往往发生于原发肿瘤的周围，可以通过 CT 检查进行观察。

（4）腹腔种植转移：可以发生于腹膜的任何部位，在诊断角度 CT 和 MRI 具有相同的优势，考虑到 CT 存在一定的电离辐射，建议进行 MRI 检查。

目前 PET-CT 检查技术进一步优化，进行一次 PET-CT 的辐射剂量在不断下降，如果怀疑多处转移，建议通过 PET-CT 检查确定全身的多发病灶。

（谭文莉）

84. 肠癌手术置入了金属夹，还可以做磁共振检查吗

肠癌手术中往往通过消化道吻合器、直肠吻合器进行肠道断端的吻合。吻

合器是医学上替代传统手工缝合的设备,其缝合快速、操作简便,同时为很多患有低位直肠肿瘤的患者提供了保留肛门功能的机会,很受国内外临床外科医生的青睐和推崇。

有的患者在接受了肠癌手术后,体内留有吻合钉,后期需要进行磁共振检查时存在顾虑:体内有金属物体了,还能进行磁共振检查吗?

这里要明确一下,主要是含铁的物质不能进行磁共振检查。磁共振检查室内存在非常强大的磁场,如果铁磁性物质进入磁共振检查室内,一方面会对磁共振成像造成影响:铁磁性物品可干扰磁场的均匀性和射频的稳定性,使金属物质存在的局部产生伪影,无法观察所需检查器官的信号,从而影响诊断结果。另一方面会对患者造成影响:磁场对铁磁性物质存在吸引力,因此对装有心脏起搏器、人工耳蜗等铁磁性物质的患者而言,会影响心脏起搏器、人工耳蜗的正常工作,对于完全依赖心脏起搏器的患者而言是非常危险的,是绝对禁忌证。另外体内的其他金属物品在磁共振内会有一定的产热效应,也会给患者带来一定的危险。

肠癌的手术吻合部位在腹部,如果进行头颅 MRI 检查时,头颅部位会进入磁共振磁体内,而腹部是在磁体外的,产热效应可以忽略,对图像也没有影响。因此做过肠癌手术,体内有吻合钉的患者,仍然可以进行头颅 MRI 检查。

吻合钉存在于腹部是否能进行腹部 MRI 成像呢? 这个问题要分为以下几个方面进行考虑,首先吻合钉的材料,近十年所使用的吻合钉均为钛合金材质,是可以进行腹部 MRI 检查的。如果观察的是腹部的实质脏器,如肝脏、脾脏、胰腺、肾脏等,均没有影响。如果是观察吻合口肠壁的情况,则在吻合钉存在的局部可能会有轻微的伪影,影响观察细节。同时由于肠腔内有气体,磁共振检查也不是观察肠壁吻合口的最理想方法,而可以进一步通过肠镜、CT 等检查方法了解吻合口的情况。

（谭文莉）

85. 肠癌术后进行 CT 定期复查，辐射剂量会太大吗

肠癌手术及化疗都完成后,患者须遵医嘱定期进行 CT 检查排除肿瘤复发、转移,可是 CT 检查会有一定的电离辐射,辐射剂量会不会累积太多?

CT 检查确实有一定辐射剂量,与其他医疗检查和治疗一样,如药物虽可

治疗疾病，但也会有一定的不良反应，使用时要权衡利弊；又如手术可有效治疗疾病，但也可能带来一定的组织器官结构或功能的损伤。因此，任何医疗行为要以检查者获益为目的，即在代价与获益中找到最佳的节点，严格掌握 CT 检查的适应证，采用正当化、最优化原则使用 CT 检查，使受检者的获益明显大于风险。

同时可以采用替代的方法减少 CT 检查的次数。如通过超声、MRI 进行肝脏等实质脏器的检查，通过结肠镜了解吻合口的情况。

（谭文莉）

86. 肠癌术后的定期检查需要做增强 CT 吗

观察不同的解剖部位，需要进行的影像检查方法不同，是否需要做增强 CT 也不同。

对于同样容易发生血行转移的肝脏和肺部，如果肝脏的病灶较小，或者发现肝脏有病灶，需要明确病灶性质，这时是需要进行增强 CT 检查的。

对于肺部病变而言，转移瘤多表现为多发的小结节，通过平扫 CT 就可以发现，因此对于肺部而言不需要做增强 CT 检查，只有在无法确定病灶性质的情况下，需要注射对比剂进行疾病的鉴别诊断。

腹腔的种植转移往往表现为腹腔内的等密度影结节，与腹腔内的血管难以鉴别，因此为检出腹腔种植转移的病灶，进行腹部的增强 CT 检查也是必要的，同时腹部增强 CT 检查可以比平扫检出更多的病灶。

因此对于不同的检查目的，需要增强 CT 与否的答案也不尽相同。

（谭文莉）

87. 肠癌肝转移化疗后该选择哪种影像检查了解治疗情况

肠癌肝转移化疗治疗后了解局部肿瘤的治疗有效情况，主要观察肿瘤大小、数量的变化，可以采用的影像检查方法有超声、CT、MRI 和 PET-CT。

超声检查费用低廉，检查时间短，易于获得，但是超声检查为即时成像，对检查图像无法存储，因此无法进行治疗前后病灶的比较，在评价疗效方面价值较低。CT、MRI 检查可以客观地比较治疗前后病灶的变化情况，对病情进行判断,而 CT 有一定的电离辐射风险,对肝脏内病灶的显示不如 MRI 直观,因此建议采用 MRI 进行病灶治疗效果的随访。不过 MRI 检查的费用比较高,同时检查时间长,需要患者良好的配合。PET-CT 对肝脏病灶疗效的评价非常有效,但价格昂贵,因此不是首选的影像检查方法。

（谭文莉）

88. 甲亢患者眼球突出明显需要做哪些检查

部分甲亢患者会出现畏光、流泪、视力下降、复视等症状，有的患者眼球突出明显，甚至怀疑自己的眼睛长了肿瘤。其实，30％～67％的甲亢患者都会出现眼睛不适，这在医学上被称为甲状腺相关眼病，也称 Graves（格雷夫斯）病、甲亢性突眼。不只是甲亢患者，亚急性甲状腺炎、桥本甲状腺炎伴甲状腺功能减退、甲状腺癌患者也有可能发生甲状腺相关眼病。

因此，如果患有甲状腺疾病的患者出现眼部不适症状，不要过度担心自己是不是生了肿瘤，而是要注意自己是否患上了甲状腺相关眼病。虽然不是肿瘤，但也要尽早去医院就诊。

临床医生对甲状腺相关眼病的诊断主要依靠患者的眼部表现、甲状腺指标检验结果以及影像检查结果综合得出。在影像检查中，超声是最经济的筛查评估手段，因此常常是临床医生首选的影像检查。CT 检查可以精确显示眶骨结构以及肌肉的厚度，从而评估疾病的严重程度，而价格相对昂贵的磁共振（MRI）、核医学（奥曲肽显像）等检查的优势在于不仅可以显示甲状腺相关眼病的累及范围和程度，还可以同时显示病灶的活动程度、评估临床治疗的疗效。

（朱　凌）

—— 专家简介 ——

朱　凌

朱凌，医学博士，上海交通大学医学院附属第九人民医院放射科副主任医师。中华医学会放射学分会头颈专业委员会青年委员，中华口腔医学会口腔颌面放射专业委员会青年委员，中国医师协会放射医师分会委员。擅长口腔颌面头颈部疾病诊断。

89. 儿童眼内出现白瞳是不是肿瘤

如果您发现孩子的一只或两只眼睛的瞳孔从黑色变成了黄白色或灰白色，

并且像猫眼一样会发光发亮，这意味着孩子可能患上了白瞳症。产生白瞳症的原因多种多样，包括视网膜母细胞瘤、外层渗出性视网膜病变、永存原始玻璃体增生症、早产儿视网膜病变、眼内炎、先天性白内障等。其中又以视网膜母细胞瘤、永存原始玻璃体增生症和外层渗出性视网膜病变（Coats 病）最为多见，分别占总数的 58％、28％和 16％。因此，白瞳症的病因种类繁多，性质各异，治疗方法也有所不同。当家长发现儿童出现或疑似出现白瞳时，应该足够重视，并尽快前往医院就诊。

患儿出现白瞳症表现有时仅依靠临床表现难以鉴别，甚至可能误诊，采用影像检查则较易确诊。临床医生通常需要对患儿进行超声、CT 和 MRI 等检查，各种检查各有优势。超声检查具有操作简便、检查费用低等优势，而 CT 和 MRI 检查的优势在于对疾病的内部结构和周围侵犯范围可以进行精细评估，并且可以留存胶片资料用于治疗后的对照。

特别提醒

家长需要注意，5 岁以下的患儿因为配合度欠佳，往往需使用水合氯醛灌肠镇静睡眠后进行检查。

（朱　凌）

90. 超声检查出甲状腺结节需要注意哪些异常

甲状腺是人体很重要的器官，是调节全身新陈代谢的"发动机"，位于颈前的喉结下方，分为左右叶，形如蝴蝶，随吞咽上下移动。正常甲状腺是看不见、摸不着的。

甲状腺内的肿块统称为甲状腺结节，是临床常见的疾病。大多数甲状腺结节是良性的，一般情况下不需要特殊处理。当结节突然长大或者出现颈部淋巴结肿大、吞咽困难、呼吸困难、声音嘶哑的症状，说明有恶变的征兆，应及时去医院就诊，确定甲状腺疾病的性质。

除了抽血化验检查甲状腺功能外，超声检查已成为不可或缺的一项内容，对于判断甲状腺结节的良恶性有帮助。CT 及 MRI 检查则可以更好地观察病灶与其周围结构的关系、病变内囊变和出血等情况。

下面就来说一说甲状腺超声检查的那些"异常"。若超声报告显示回声不均匀，提示甲状腺实质有病变：当出现怕热、多汗、心悸、性情急躁、食欲亢进、消瘦等症状时，可能是甲状腺功能亢进；当出现怕冷、浮肿、体重增加、皮肤干燥、食欲减退等症状时，可能是甲状腺功能减退。若回声强度减低，说明甲状腺实质遭到了破坏，如颈部疼痛并伴有发热，尤其在甲状腺部位摸到肿块并伴有压痛等症状，则常见于桥本甲状腺炎、亚急性甲状腺炎等疾病。

超声报告中以下关键词提示恶性可能大：低回声实性结节、形态不规则、边界不清晰、结节内血供丰富、微小钙化、颈部淋巴结异常、结节纵横比＞1。但最终的判断结果还是以病理结果为准。

甲状腺癌只要早发现、早诊断、早治疗，大部分患者都有良好的预后，基本不影响生活和寿命，并且出现复发和转移的可能性不大。

（朱　凌）

91. 唾沫、眼泪明显减少该做什么影像检查

有些人，特别是中老年女性，会觉得自己口干，吃东西的时候没有什么唾液，同时还有眼睛干涩的感觉。当出现这些症状时，要注意可能患上了淋巴上皮病。

淋巴上皮病是一种自身免疫性疾病，当伴有眼干、口干等症状时，又名舍格伦综合征，好发于双侧腮腺，其他大唾液腺、泪腺和唇颊、腭部小唾液腺也都会累及。淋巴上皮病的发病率不低，但专业看这类疾病的医院并不多，有些专科医院的口腔门诊外科有涎腺专科，属于针对该病变的专业科室。当医师怀疑是淋巴上皮病时，会让患者做涎腺造影检查。X线造影需要在口内腮腺导管开口注入相关造影剂，而磁共振水成像无需造影剂。

值得注意的是，一旦确诊，患者需要对此重视，因为淋巴上皮病会向一种名为黏膜相关淋巴组织（MALT）淋巴瘤的病变演化，演化时间在数月、数年，甚至几十年不等。MALT淋巴瘤是一种恶性程度不高的肿瘤，但容易淋巴结转移。因此，明确淋巴上皮病或舍格伦综合征的患者，需要定期随访，定期进行B超检查、颌面部的增强CT或磁共振检查，除了观察原来涎腺区病变情况外，还要密切观察颈部、腋下等淋巴结有没有增多或明显增大。

（朱　凌）

92. 锥形束CT是什么样的检查方法

锥形束CT（CBCT）是近几年随着口腔种植牙技术快速发展的一种新型口腔影像检查方法，主要用来观察上下颌骨的骨质情况。患者在做种植牙前需要

进行这项检查，其他情况如补牙时需要观察牙根弯曲的程度、走向或根尖病变情况，医生也会建议做 CBCT 检查。

另外，有些患者在补牙或种植牙过程中发现颌骨内的问题。如来源于颌骨内残留牙板的肿瘤，患者往往自己没有症状，但在拍小牙片时发现有问题，此时就更需要做这项检查了。

CBCT 检查的目的是观察病灶的整体形态、范围，与相邻的重要解剖结构，如下颌神经管、上颌窦以及相关牙等的关系。而有些颌骨内的病变会出现一些症状，比如下唇麻木、疼痛，甚至牙龈持续渗血，那就需要排查肿瘤的可能性。广大读者须重视，一旦出现上述症状应及时去医院口腔科检查，需要的话就做 CBCT 检查。

（朱　凌）

93.　怀疑脑肿瘤应选择什么影像检查

脑肿瘤又称颅内肿瘤、颅脑肿瘤，是指发生于颅腔内的神经系统肿瘤。对于脑肿瘤的诊断，影像检查是一项重要的检查手段，其中包括 MRI、CT 扫描和 X 线片。常规 X 线检查除对诊断脑膜瘤、垂体腺瘤有帮助外，对其他脑瘤帮助甚少。因此通常选择 MRI 和 CT 扫描。

怀疑脑肿瘤宜首选 MRI，因其敏感性高，能清晰地显示脑组织情况，比 CT 扫描能更好地显示脑瘤内部结构及其与周围组织的解剖关系，也能早期显示颅骨骨髓的改变。CT 扫描对于钙化灶及骨质改变的显示则优于 MRI。因此，两者相结合能更好地显示病灶的特点。

良性的脑肿瘤和恶性的脑肿瘤在影像学上有其各自的影像学特征，可以帮助医生确定病变的性质。目前 MRI 和 CT，尤其是 MRI，对于判断脑肿瘤的良恶性有较高的正确率。但是所谓异病同征（不同的疾病却有相似的表现），有些良性肿瘤和恶性肿瘤的影像学表现或有交叉，最终确诊依然需要依靠活检或手术获取病理结果，这是肿瘤诊断的"金标准"。

由于颅脑结构特殊，肿瘤位于脑内通常难以在术前获取病理结果，而其他的检查（比如脑脊液穿刺等）对于肿瘤的检出和定性不确切。影像检查可以在无创伤的前提下，为脑肿瘤的诊断提供有利的依据，帮助制订治疗方案、手术方式，是脑肿瘤诊断不可或缺的手段。

（乐维婕）

94. 眼睛有阴影看不清东西，为什么要做垂体磁共振检查

导致视物模糊的原因，除了眼部本身的疾病，脑垂体或其周围(鞍区)的肿瘤也是其中一大因素。垂体是一个内分泌腺，位于头颅的中颅窝的蝶鞍内，其上方有重要的结构——视交叉。视交叉是由双眼视网膜的纤维交叉构成，当它受到损害时，会出现视力减退、视野缺损的现象。而视交叉本身的疾病比较少，其损害大多数是附近组织的疾病侵犯所致，其中又以肿瘤压迫最为多见，如垂体肿瘤、颅咽管瘤和脑膜瘤等鞍区肿瘤。而且，受损的部位不同，对应的视野改变也不同。因此，在临床排除了眼部疾患的情况下，做垂体磁共振检查十分必要。

垂体磁共振检查有助于颅底鞍区病变(最常见为垂体瘤)的检出及定性，并能在冠状位、矢状位等图像上多方位显示病变和视交叉的关系，对于临床的诊断、治疗很有帮助。又由于垂体是颅底很小的一个结构，而且颅底骨质结构比较复杂，常规的 CT 扫描难以显示病变情况。而磁共振对于软组织具有良好的分辨率，不受骨骼伪影的干扰，是鞍区病变首选的影像检查手段。

(乐维婕)

95. 哪种影像检查能确诊脑动脉瘤

动脉的管壁有三层结构，动脉瘤是指动脉的内腔局限性异常扩大造成动脉壁的一种瘤状膨出，而不是真性肿瘤。动脉瘤的发病机制尚不十分明确，它形成的病因概括有以下几种：先天性因素、动脉硬化、感染、创伤等。这些因素使得动脉壁局部囊性扩大膨出。

动脉瘤虽然不是一种肿瘤，但它一旦破裂，可以导致严重的后果。尤其是在颅脑的动脉瘤，有很高的致死致残率，其位置隐蔽，早期无特殊症状，常规体检不能被发现。一旦破裂，临床表现为严重的蛛网膜下腔出血，发病急骤，出现剧烈头痛、频繁呕吐、大汗淋漓等症状，严重时可导致意识障碍，甚至昏迷。如不能得到及时、有效的救治，会危及生命，因此不容忽视。

常规的 CT、MRI 对于直径 5 毫米以下的动脉瘤检出率比较低。虽然可以检出较大的脑动脉瘤，但对于它的大小、位置、与载瘤动脉的关系等各方面，不如 CTA(CT 血管造影)和 MRA(磁共振血管造影)。

　　研究表明,针对脑动脉瘤的 MRA 检查无需注射造影剂、无辐射危害、无骨骼伪影干扰、无创,快速简便经济,可以清晰地展示动脉瘤的位置、大小、形态以及载瘤动脉。相对于需要注射造影剂、有 X 线电离辐射、易受颅底骨骼伪影干扰的 CTA 而言,MRA 更具优势。另外,公认的动脉瘤诊断"金标准"——血管造影(一种经股动脉插管后注射造影剂,在 X 线下成像显示血管的方式),由于是有创手术,存在辐射,并且可能会出现一定的并发症,因此 MRA 更适合用于脑动脉瘤的筛查。而且现有研究表明,MRA 诊断脑动脉瘤(包括小动脉瘤)的敏感性和特异性都很高,在筛查诊断脑动脉瘤上可以替代血管造影。

（乐维婕）

骨｜肿｜瘤

96. 什么是全身骨显像

　　骨显像是核医学最常用的显像检查之一，它是将亲骨性的放射性药物由静脉注入体内，再通过特殊的仪器设备进行全身成像的一种技术。它能够比较清楚地显示全身骨骼的形态，而且能反映骨骼的血液供应和代谢情况，因此对各种骨骼疾病的诊断和治疗效果的观察有着很重要的价值。

　　由于全身骨扫描使用具有放射性的核素，有些患者可能会对骨扫描的辐射安全性存在担心。全身骨扫描检查中使用的显像剂是锝，所发射的射线主要是 γ（伽马）射线，而 γ 射线的特点为穿透能力强，但辐射性非常微弱，骨扫描用到的剂量所造成的辐射量还没有普通 X 线检查所造成的辐射量大。同时其半衰期仅为 6 小时，也就是说，每 6 小时其放射性的危险会降低一半，而且在注射后 3～6 小时经尿排出 50％ 以上。因此，全身骨扫描是安全的，患者大可不必存在这方面的担忧。

特｜别｜提｜醒

　　在全身骨扫描检查后的两天内，请避免与婴幼儿或孕妇密切接触，尽量避免到人员密集的公共场所停留。

　　各种恶性肿瘤晚期都有可能发生骨转移，其中以前列腺癌、肺癌和乳腺癌的骨转移最多见，发生率在 80％ 左右。建议原发肿瘤术后 5 年内的患者，每半年做 1 次全身骨显像，5 年后每 1 年做一次全身骨显像。

（孙贞魁）

97. 全身骨显像与 X 线骨片比较有哪些优缺点

　　全身骨显像最主要的优点是在骨病的探查上有很高的敏感性，可以早期探查到骨转移灶，通常可以比 X 线骨片提前 3～6 个月甚至更早时间。由于一次成像可以了解全身骨骼的情况，所以能够发现 X 线检查范围以外的病灶。另外，一些隐性或细微骨折，如肋骨的裂纹骨折和腕部舟骨的骨折，X 线不能在第一时间发现，而骨显像则能够及时地做出诊断。

全身骨显像最主要的缺点是特异性不高，几乎所有的骨病都会在骨显像上显示异常的放射性分布，因此仅根据骨显像图上孤立的局部放射性增高（或减少）区难以做出明确的骨病诊断。

由于骨显像探测成骨病变具有高灵敏度和低特异性的特点，所以在一些良性骨骼疾病也可表现为骨显像的异常。如创伤所致的骨折，各种炎症如骨髓炎、骨脓肿等，良性骨肿瘤如骨样骨瘤、骨囊肿、骨软骨瘤，一些关节炎也可出现异常表现，如退行性骨关节病、类风湿性关节炎等。此外在一些骨外的软组织也可以摄取骨显像剂。但是随着影像技术的进步，特别是单光子发射计算机断层显像（SPECT）在引入了 CT 断层融合技术后，结合 CT 断层的优势，全身骨显像对于一些细微的病灶的分辨力得到了极大提升。

总之，当肿瘤患者骨显像出现异常时不要过于紧张，要结合病史及相关影像学资料综合分析，做出正确的判断。

（孙贞魁）

98. 怀疑骨肿瘤首选哪种影像检查方法

怀疑骨肿瘤时应首选 X 线片检查。随着科技的快速发展，尽管目前有更好、更高端的影像检查设备如 CT、MRI、PET-CT 等，但已有百余年悠久历史的 X 线片已积累了丰富的经验。

X 线片能够整体观察病变概况，明确判定病变的部位、范围、形态和密度改变等。许多常见的骨肿瘤在 X 线片上可以得到首诊，而且 X 线片检查价格低廉，经济实用，因此是骨肿瘤病变的首选检查方法，也是骨肿瘤影像检查与诊断不可少的基础检查方法。

但由于 X 线片的密度分辨率较低及图像结构重叠，对观察小的骨质破坏病灶、早期的骨膜异常、肿瘤内部结构和密度等明显受限。有些骨肿瘤病变的 X 线表现比病理改变和临床表现出现晚，如早期骨髓内肿瘤组织浸润的骨肉瘤、尤文肉瘤等在 X 线片上可以表现为阴性，容易漏诊，因此需要与其他影像检查互相印证。

（李　梅）

—— 专家简介 ——
李　梅

李梅，医学博士，上海交通大学附属第六人民医院介入影像科副主任医师，中华医学会放射学分会骨肌和头颈学组青年委员，上海市医学会放射学专科分会青年委员。擅长骨与关节系统病变的影像学诊断。

99. CT 诊断骨肿瘤的优缺点有哪些

CT 是将计算机与 X 线发生系统结合，对检查部位进行扫描，获得人体横断面图像。CT 检查简易迅速，虽然有一定的辐射，但可采取适当的防护措施。对比 X 线的单纯性摄片，在骨肿瘤的诊断中更有优越性和先进性。

（1）CT 的横断面扫描克服了传统 X 线片影像重叠，清楚显示了复杂部位的病变，如颅底、骨盆、胸壁、脊柱等部位。

（2）CT 的密度分辨率高，对小的骨质破坏、肿瘤内的瘤骨及瘤软骨钙化、软组织肿块比 X 线片更为敏感。通过测量 CT 值可以确定肿瘤内是否有坏死、是否存在气体或脂肪组织、钙化等。

（3）CT 的容积扫描三维重建可以显示病变的三维立体结构，及与周围邻近组织的空间三维立体关系，可清楚地显示肿瘤的起源、范围、边界和内部结构等。

（4）注射对比剂的 CT 动态增强扫描和灌注成像，可清楚显示骨内外肿瘤组织的密度、边界和血供情况，有助于良恶性骨肿瘤诊断和鉴别诊断。

但是，CT 图像没有 X 线片直观，而且 CT 对骨髓和早期骨膜异常的观察与评价以及对软组织肿块与水肿的判定明显不如 MRI。

（李　梅）

100. 哪些骨或软组织肿瘤可以应用超声检查

肌骨超声是在常规超声诊断设备的基础上，采用专用高频超声探头对人体肌肉、软组织及骨骼病变等疾病进行明确诊断的超声检查方法。

相比传统的检查方法，如 X 线、CT、MRI 等，肌骨超声除具有无创、无辐射、无禁忌证、廉价等诸多优势之外，还具有能够对肌肉、肌腱的运动进行实时动态观察的独特优势，尤其是高频超声探头的应用，细微分辨率显著提高，不仅能清晰显示肌肉、肌腱、韧带、神经等组织的病变，还能准确显示软组织肿瘤及骨肿瘤周围包绕的软组织肿块的部位、大小、形态，与周围组织脏器的关系及内部回声。

此外，肌骨超声能对含液病变（如腱鞘囊肿、腘窝囊肿等）做出良性肯定诊断，还能动态观察肿瘤与周围血管有无受压、移位、浸润及肿瘤包绕血管的表现，显示肿瘤表面及内部血管分布特点，它可以和 CT、MRI 媲美并互补，甚至可以提供其他影像检查无法得到的重要诊断信息。

目前超声主要适用于浅表部位病变检查和定位，包括以下骨肿瘤病变：单纯性骨囊肿、动脉瘤样骨囊肿、骨皮质破损后的恶性骨肿瘤以及骨肿瘤周边软组织肿块。还包括以下软组织肿瘤病变：皮下及肌间血管瘤、脂肪瘤、神经源性肿瘤、腱鞘巨细胞瘤、腱鞘囊肿、手掌腱膜炎等软组织肿物。

（李　梅）

101. 怀疑骨肿瘤时为何要做 MRI 增强检查

MRI 即我们通常说的磁共振成像检查，在检测骨肿瘤的敏感性方面要超过 X 线片和 CT，主要用于显示肿瘤、明确肿瘤的大小及侵犯范围、分辨病变区组织成分、判断肿瘤与周围重要血管和神经的关系等，这对于制订术前计划、手术方案十分重要。有的骨肿瘤组织发射的磁场信号与正常组织相差不大，为了提高肿瘤的辨认率，需要在检查前注入造影剂，即 MRI 增强检查。

肿瘤的特点是新生血管丰富，造影剂进入这些新生血管后会外渗到它们所供应的肿瘤组织中，因而能在磁共振图像上把肿瘤的轮廓勾勒出来。通常恶性骨肿瘤血管较多，分布不均，局部血流丰富，血管通透性较大，增强后多表现为病灶边缘快速强化，随后逐渐向中心填充的强化特征；相反，良性骨肿瘤由于血管相对较少，分布较均匀，血管通透性低，一般不具有恶性骨肿瘤的动态强化特征，多表现为缓慢强化或不强化。

鉴于 MRI 增强检查有助于进一步诊断骨肿瘤良恶性及更好地制订诊疗计划，当我们 X 线或 CT 筛查发现骨肿瘤时，应加做 MRI 增强检查来进一步协助诊断。

（李　梅）

102. MRI 检查后怀疑骨肿瘤，为什么还需要进一步检查

MRI 可以多平面成像，显示细微的解剖结构，早期发现病变，观察肿瘤与周围组织的关系。MRI 软组织分辨率高，对肿瘤组织在骨髓内浸润的敏感度及范围的确定优于 X 线和 CT 检查。但是 MRI 对骨质结构显示欠佳，尤其对钙化不敏感，常表示为低信号，且不易发现。而这些对骨肿瘤的鉴别诊断非常重要，肿瘤组织内有钙化要考虑是软骨来源的肿瘤，如内生软骨瘤或软骨肉瘤；看到骨肿瘤则要考虑到骨来源的肿瘤，如骨母细胞瘤或骨肉瘤。

因此 MRI 怀疑骨肿瘤、判断骨骼的改变时，必须紧密结合 X 线和 CT 检查。X 线可以较全面地观察骨肿瘤病变的特征，如病灶的生长方向、形态、骨膜反应等。CT 可以显示肿瘤病变区的细微结构、组织成分，特别是显示肿瘤对骨皮质的破坏及肿瘤基质的钙化、骨化。

MRI 结合 X 线或 CT 检查可以进一步明确肿瘤在髓腔和软组织的浸润范围及与周围的关系，清楚显示骨内外肿瘤，明确肿瘤的部位及性质。

（李　梅）

103. 何时需要在 CT 引导下行骨肿瘤的穿刺活检术

骨肿瘤，尤其是骨恶性肿瘤的诊断及准确的组织学分型，是术前检查的重要环节，决定了治疗的方式及术前预防性化疗药物的选择，而明确诊断必须以病理结果为基础。获取术前病理诊断的方法是活检，即获取少量病变组织送病理科，通过显微镜观察或者免疫组织化学方法获得病理诊断。活检分为闭合活检、切开活检及切除活检。穿刺活检属于闭合活检，是目前骨肿瘤专家获取术前病理诊断的主要途径。

CT 的影像具有三维性，能清楚显示病变的部位、范围和破坏程度，在它的引导下穿刺针能准确到达选定的活检位置，获取有代表性的组织，对骨肿瘤作出明确的诊断。CT 引导下穿刺活检适用于：①骨病/骨肿瘤性质不明确，鉴别肿瘤是原发还是转移的，其中对骨转移癌的诊断价值已被充分肯定。②与骨肿瘤

混淆的代谢性骨病的鉴别诊断。③骨肿瘤与炎症性病变的鉴别。④深在组织病变，例如位于椎体、髂骨、髋臼、股骨颈等中轴骨，不宜做开放性手术活检的病变。⑤患者身体情况差，不宜做手术开放性活检。

CT 引导下穿刺活检应由经验丰富的骨肿瘤专科医师操作，以提高穿刺活检准确率，减少并发症和术区污染，并且有利于确诊后完整切除肿瘤。

（李　梅）

104. 诊断骨肿瘤，为什么除了影像检查还需要结合临床及病理

骨肿瘤及肿瘤样病变诊断及鉴别诊断中，临床、影像学及病理学都有着不可代替的重要作用，被称为诊断的三大要素。

骨肿瘤的发生有非常明显的部位特征性和年龄特征性，例如：5 岁以前的恶性骨肿瘤大多是转移性神经母细胞瘤；骨巨细胞瘤几乎都发生于 20 岁以后的成年人；骨转移癌多发生于中老年人；内生性软骨瘤最常发生于手足骨，尤其是 2～5 指的指、掌骨，而软骨肉瘤好发于长骨、盆骨、肋骨及胸骨；骨肉瘤好发于年轻人的股骨远端和胫骨近端。

骨肿瘤的局部体征和症状相对来说是非特异的，许多骨病在诊断前可以长时间无症状或症状轻微。但也有少数骨病临床表现对诊断有意义，如骨样骨瘤常有剧烈疼痛，并在夜间休息时加剧，可服用阿司匹林缓解。有些骨肿瘤也有特殊的实验室检查异常，如骨髓瘤患者血清蛋白可以增高，尿中可查出本周蛋白。

病理诊断是骨肿瘤诊断的金标准，能够明确肿瘤类别，并进行分期、分型。影像上不同的骨肿瘤常会有相似或缺乏特异性的表现，因此，需病理活检明确诊断。但病理必须结合临床和影像学资料。如果所有这些资料都互相符合，则可予以确诊，如彼此互有矛盾，则须重读切片或取材并重新加以评估判断。

（李　梅）

105. 骨肿瘤样病变和骨肿瘤是一个概念吗

骨肿瘤样病变是指影像学上表现与骨肿瘤非常相似的一些非肿瘤性病变，

常见的有骨纤维异常增殖症、畸形性骨炎、骨囊肿、动脉瘤样骨囊肿、嗜酸性肉芽肿等。在病理组织学上，骨肿瘤样病变不具备肿瘤细胞的形态特点，但在生物行为学上，有时也会发生膨胀性骨破坏，如动脉瘤样骨囊肿。有些骨肿瘤样病变在病理上也易与骨肿瘤混淆。

骨肿瘤样病变范围往往较为局限，进展缓慢，有些病变可以自愈，不需要治疗或手术，如非骨化纤维瘤。患者通常无症状，但严重者可有疼痛、肿胀、活动受限，甚至可以出现病理性骨折导致畸形等。

总的来说，骨肿瘤样病变并不是肿瘤，但是影像学上和骨肿瘤相似，甚至有时与恶性肿瘤鉴别困难。值得注意的是，某些骨肿瘤样病变也会转变为骨肿瘤，例如骨纤维异常增殖症可恶变为骨肉瘤、骨纤维肉瘤等；5％～10％的畸形性骨炎可以恶变为骨肉瘤。因此即使不是骨肿瘤，我们仍需要引起重视，如果出现疼痛不适等症状应当及时去医院检查，警惕恶变的发生。

（李　梅）

106. 影像报告"良性骨肿瘤可能大，恶变不除外"应该怎么理解

良性骨肿瘤特征包括生长缓慢、不转移，在影像上表现为病灶边界清晰，骨质破坏常呈膨胀性以及骨皮质多呈连续性等。那么当这些特点发生改变时，我们就应当警惕良性骨肿瘤发生恶变的可能性，例如短时间内肿瘤突然生长迅速，骨皮质出现破坏而不连续，生长边界不清晰等。在良性骨肿瘤中最常见的是骨软骨瘤，以此为例，当我们发现骨软骨瘤的软骨帽明显增大增厚、边缘不清，有软组织肿块形成或有大量不规则钙化时，就应当警惕骨软骨瘤恶变为软骨肉瘤或骨肉瘤的可能。又比如发生在长骨骨干的内生软骨瘤是良性的，但是当肿瘤较大（一般长径大于5厘米）、骨内膜受侵犯时就要考虑恶变为软骨肉瘤的可能了。

因此，这份报告首先告诉临床医师和患者：病灶是良性骨肿瘤可能性大，其次又表示这个病灶也有可能发生了恶变，虽然恶变的可能性比较小，但是不能排除。拿到这份报告时，应当在短期内（3个月内）定期去医院随访复查，以明确肿瘤是否恶变。如果发现肿瘤有继续增大趋势，则建议手术切除。

（李　梅）

107. 为什么有时影像检查不能鉴别炎症和骨肿瘤

相同的疾病可以表现出不同的影像表现，而不同的疾病也可以存在相同的影像表现。炎症有时候与一些骨肿瘤的影像表现极为相似，也会发生骨质破坏、骨髓浸润、水肿等肿瘤样病理改变。炎症和骨肿瘤可以有相同的发病年龄、部位、临床表现。如骨髓炎与尤文肉瘤，两者好发于青少年，临床均可有发热症状，均可以发生于长骨；急性骨髓炎的影像可以表现为骨质破坏、骨膜反应、软组织肿胀等类似尤文肉瘤的影像表现。此外炎症有时还需要与骨样骨瘤、骨肉瘤等疾病鉴别。

鉴别骨的炎症性病变和肿瘤性病变，除了进一步完善影像检查，包括 CT 和 MRI 增强检查，同时还要结合患者的临床表现及实验室检查，患肢有疼痛、肿胀，实验室检查血常规、血沉（红细胞沉降率）及 C 反应蛋白等异常时提示炎症的可能性更大。大多数的炎性病变和肿瘤性病变能被鉴别，但是还有一部分的病例需要进行穿刺活检或切开活检，取得病理后才能得到最后诊断。

（李　梅）

108. 中间型骨肿瘤需要进行 X 线或 CT 随访吗

以前骨肿瘤分为良性和恶性两种，新近的骨肿瘤分类将骨肿瘤分为良性、中间型和恶性三个级别。

中间型骨肿瘤又分为局部侵袭型或偶见转移型。局部侵袭型的中间型骨肿瘤经常在切除后局部发生复发，并且呈浸润性和破坏性生长。因此这个类型的肿瘤虽然无转移潜能，但通常要求广泛切除，切除范围包括部分边缘正常组织，或者局部应用辅助治疗。该分类的典型代表是 I 级软骨肉瘤。偶见转移性的中间型骨肿瘤也常有局部侵袭性，偶尔发生远处转移（比例不超过 2％），这些肿瘤一般转移到肺。该分类的典型代表是骨巨细胞瘤，还有一些骨的病变比如动脉瘤样骨囊肿、朗格汉斯细胞组织细胞增生症等虽然性质未明确，但是由于具有侵袭性，也被归入中间型。

这类肿瘤最有效的方法是手术治疗，手术原则是在彻底清除肿瘤的同时，尽可能保存骨与关节的正常结构和功能，必要时可行截肢＋肢体重建术。但此类肿瘤术后仍存在一定的复发可能，因此定期随访是必要的，一般建议术后第 1、3、6 个月行 X 线或 CT 随访，以后每 6 个月行 X 线或 CT 随访。

（李　梅）

109.　为什么有时骨折会被误诊为骨肿瘤

长骨骨折一般靠 X 线片就能明确诊断。但有一种骨折 X 线片上显示不出骨折线，甚至 CT 片上亦无骨小梁的断裂，经过一段时间生长出骨痂后或者用其他影像检查如 MRI 或同位素检查才能发现，称为隐匿性骨折。

骨折后出现骨性骨痂时骨折断端密度较高，骨折线模糊，断端周围有致密的、无定形的骨质。股骨远端是年轻患者骨肉瘤的好发部位，如果没有明确外伤史，这些密度增高的骨痂，在 X 线片上容易被误诊为骨肉瘤的瘤骨。

隐匿性骨折骨小梁的微小断裂造成髓腔小血管的损伤，引起的髓腔内出血、水肿骨髓在 X 线片和 CT 上不能被显示，在 MRI 上却可以出现明显的信号异常。虽然 MRI 对骨痂的显示没有 X 线片敏感，但对软组织分辨率很高，能够直接显示隐匿骨折线、骨髓水肿以及周围的软组织肿胀，可以与骨肉瘤的骨质破坏及软组织肿块进行鉴别。

因此当患者没有明确外伤，怀疑骨折或肿瘤时，建议进行 MRI 检查来观察病变部位有无骨折线、有无软组织肿块等来明确到底是肿瘤还是骨折。

（李　梅）

110.　哪些患者可接受骨水泥治疗椎体转移瘤

据统计，骨转移瘤的发生率是骨原发恶性肿瘤的 35～40 倍，好发部位是血供丰富的椎体和骨盆，其次为肋骨、股骨和肱骨。转移的肿瘤组织破坏骨质，可以引起压缩性骨折，进而压迫脊髓，侵犯神经，产生疼痛。

经皮椎体成形术（PVP）是一种微创的手术技术，目的是加固骨骼、增强椎体稳定性、灭活肿瘤、缓解疼痛、提高患者的生活质量。手术是在影像设备如 C 型臂数字血管造影机、移动式 C 型臂 X 线机监视下，经皮通过椎弓根或椎弓根外向椎体内注射骨水泥（即骨粘固剂，一种用于骨科手术的医用材料，成份为磷酸钙或聚甲基丙烯酸甲酯）。

适应证包括：①疼痛症状明显，单纯依靠药物治疗效果不佳；②经影像检查除外其他原因导致的疼痛；③椎体的压缩程度至少应保持原椎体高度的 1/3。

相对禁忌证包括：①椎体高度受压超过 75％者；②骨折累及椎体后壁、骨折片压迫椎管内结构者；③凝血机制障碍者；④临终期患者；⑤严重心肺疾患者。

（李　梅）

111. 骨肉瘤新辅助化疗后 MRI 随访有什么意义

化疗前后肿瘤的体积变化及肿瘤坏死率与化疗反应相关。化疗后，肿瘤体积减小或不变、肿瘤坏死率高，预示化疗反应较好；肿瘤体积增大、肿瘤坏死率低，预示肿瘤化疗反应较差。

MRI 软组织分辨率高，常规序列可以很好地显示肿瘤的浸润范围，适合用于评价肿瘤化疗前、后的体积变化。此外，还可以在一定程度上反映肿瘤经过化疗出现的多种变化，包括坏死、出血、肉芽组织增生、纤维化机化形成假包膜等；MRI 的 DWI（磁共振扩散加权成像）序列能鉴别化疗所致的肿瘤坏死和残留活性肿瘤组织，ADC（表观弥散系数）值能直接反映肿瘤的坏死程度，化疗反应良好者 ADC 值的变化明显高于化疗反应差者，适合用于监测肿瘤坏死率。

MRI 是一种可反复进行的无创性评估方法。因此，骨肉瘤新辅助化疗后应用 MRI 进行随访，有利于及早发现对化疗不敏感的患者以改变化疗方案、指导临床手术方案的制订及制订术后化疗的方式。

（李　梅）

112. 骨肿瘤截肢术后还需要进行影像检查随访吗

近 30 年来，随着新辅助化疗的广泛应用，骨科医师更倾向于保肢手术治疗恶性骨肿瘤，其 5 年生存率与截肢术无明显统计学差异。但仍有一部分患者需要接受骨肿瘤截肢术，如某些就诊较晚、肿瘤已侵犯范围较广，或保肢手术后复发而不能采取保肢手术、肿瘤已使肢体完全丧失功能者，或经关节切除之后、无法施行功能重建术者。

即使是截肢手术，术后仍然有一定的复发率。同样，单纯的截肢术虽然较彻底地祛除了原发病灶，但不能解决远处转移的问题，比如骨肉瘤患者会较早出现肺转移。因此，截肢术后的影像检查随访是必须的。

肿瘤复发表现为断肢残端出现了骨质破坏，软组织肿块。MRI 增强扫描可确定肿块内部是否是肿瘤成分，可以与术后感染脓肿、骨化性肌炎相鉴别，而且增强 MRI 可以给临床活检提供更准确的位置。怀疑转移的患者也需要定期进行影像检查，包括全身骨显像，PET-CT 扫描等。

（李　梅）

113. 骨肿瘤手术置入金属假体或人工关节后还能进行 MRI 检查吗

一般 MRI 检查前，放射技师会询问患者是否有金属植入物，如金属假牙、心脏血管支架、起搏器、人工关节、内固定钢板等。这是因为 MRI 设备工作时会产生强磁场，会吸引磁性物体（主要是含有铁的金属）移动，如患者体内有金属植入物就可能造成伤害。其次是 MRI 扫描时发射的电磁波会使某些金属如铝等产热而导致周围组织温度升高，造成患者局部损害。同时，磁共振成像时在金属植入物周围所产生的磁伪影，可能对疾病诊断造成影响。因此，有金属植入物的患者经常被拒绝 MRI 检查。

事实上并不是所有金属植入物都不能做 MRI 检查。目前临床上使用的大部分材料为不锈钢、镍钛合金或钴铬合金，呈非磁性或弱磁性，移位或变形的可能性极小，即使在 3.0 特场强的磁场，温度的上升也几乎可以忽略不计。安全性方面的研究已经证实这些金属材料可以进行 MRI 检查。随着近年来 MRI 设备和技术的发展，特别是减金属伪影技术的发展，使得 MRI 成像清晰度大大提高。目前，人工关节置换术后 MRI 检查已被广泛应用于评估假体周围骨溶解和磨损颗粒诱导的滑膜炎。

金属植入物的具体信息对于 MRI 检查十分重要，建议骨肿瘤术后体内有金属植入物的患者长期完整保存植入物的产品说明书。患者应该在做 MRI 检查前，告诉放射技师自己体内假体的类型和材质。患者如有心脏起搏器、植入型心律转复除颤仪等，则严禁进入 MRI 检查室。

（李　梅）

www.ingramcontent.com/pod-product-compliance
Lightning Source LLC
LaVergne TN
LVHW051121180726
843512LV00012B/900